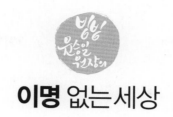

이명 없는 세상

2013

이명 없는세상 [알기 쉬운 이명의 진단과 치료]

2013년 10월 7일 초판 인쇄
2013년 10월 17일 초판 발행

저자 / 윤승일
발행자 / 박홍주
영업부 / 장상진
관리부 / 이수경
발행처 / 도서출판 푸른솔
편집부 / 715-2493
영업부 / 704-2571~2
팩스 / 3273-4649
디자인 / 이산
삽화 / 윤자영
사진 / 김경희
주소 / 서울시 마포구 도화동 251-1 근신빌딩 별관 302
등록번호 / 제 1-825

ⓒ 윤승일 2013

값 / 38,000원

ISBN 978-89-93596-42-7 (93510)

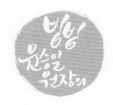

이명 없는 세상

[알기 쉬운 이명의 진단과 치료]

윤승일 지음

푸른솔

차례

서문 _ 10

제1장 귀의 구조와 생리

1. 우리가 듣는 소리는 어떻게 생겼나? _ 18
　(가) 주파수 대역 _ 20
　(나) 위상 _ 20
　(다) 동상 _ 21
　(라) 역상 _ 22
　(마) 위상 변이 _ 22
2. 소리 전달과 인지 시스템 _ 23

제2장 이명이란?

1. 이명의 자가진단 _ 31
2. 이명 환자 통계 _ 34
3. 이명은 누구나 들을 수 있다 _ 34
4. 위협으로 느껴지는 소리는 몸을 경계 태세로 만든다 _ 35
5. 이명은 끊임없이 교감신경과 변연계를 활성화한다 _ 36
6. 이명이 심각한 문제를 일으키는 이유 _ 37
　(1) 이명이 골칫덩어리로 등극하게 될 때 _ 38
　(2) 친근하고 불쾌한 소리가 이명을 좌지우지한다 _ 39
　(3) 작은 이명 소리가 심리정신장애도 초래한다: 바늘도둑이 소도둑 된다 _ 40
　(4) 조건반사와 조건반응 _ 42
　(5) 의식과 잠재의식이 자율신경에 관여한다: 작은 눈뭉치가 눈사태를 유발한다 _ 43
　(6) TRT의 신경생리학적 습관화 치료 _ 44
　　(가) TRT 카운슬링 _ 45
　　(나) TRT 소리치료 _ 45
　　(다) TRT 카운슬링 및 소리치료 _ 46

제3장 이명과 심리적 사건

1. 한밤중 어두운 거리에서 _ 53
2. 점진적인 습관화 물들이기 _ 53
3. 반복되는 평범한 소리도 짜증과 불안을 일으킨다 _ 54
4. 무서운 습관화 현상들 _ 54
5. 새로운 소리는 언제나 긴장하고 모니터링하게 한다 _ 55
6. 지속적으로 배우고 훈련하면 이명은 사라진다 _ 56

제4장 이명의 원인

1. 이명의 원리: 신경·생리적 원인 _ 59
　(1) 털세포의 손상은 왜 일어나는가? _ 62
　(2) 털세포의 손상은 왜 이명을 불러오나? _ 63

2. 이명의 원인 분류 _ 64
　(1) 구조의 문제: 체성감각 이명 _ 64
　(2) 영양의 문제 _ 67
　(3) 한의학적 문제 _ 68
　(4) 심리적 문제 _ 68
　(5) 신경학적 문제 _ 70
　　(가) 전음성 난청 및 감각신경성 난청과 이명의 원인 _ 70
　　(나) 메니에르병의 원인과 환자 사례 _ 70
　　(다) 소음성 난청 _ 77
　　(라) 메니에르병의 진단 기준 _ 77
　　(마) 청각과 관련된 메니에르 증상 _ 78
　　(바) 누가현상 _ 79
　　(사) 복청 _ 79
　　(아) 전정기관과 관련된 메니에르 증상 _ 79
　　(자) 노화현상 _ 80
　　(차) 청신경종양 _ 80
　(6) 청각과민증과 소리기피증 _ 80
　　(가) 청각과민증이란? _ 80
　　(나) 청각과민증의 원인 _ 82
　　(다) 소리기피증이란? _ 84
　(7) 청력손실(난청)과 이명의 관계 _ 86

제5장 이명의 양상

1. 체성감각 이명이란? _ 93
2. 이관개방증: 내 숨소리가 들려요! _ 107
   (1) 원인 _ 109
   (2) 검사 _ 112
   (3) 치료 _ 114
      (가) 일반적 치료법 _ 114
      (나) 기타 치료법 _ 115
      (다) 수술적 치료 _ 116
      (라) 약침액과 아로마 및 생리식염수를 통한 이관 치료 _ 116
   (4) 이관폐쇄증도 이관개방증으로 간다 _ 117
   (5) 이관개방증과 세반고리관결손 증후군의 비교 _ 117
3. 혈관성 이명: 옆 사람도 들리는 이명 _ 118
4. 근경련성 이명: 딱딱딱~ 소리가 옆 사람에게도 들리는 이명 _ 120
5. 주시유발 이명: 눈의 소리가 들려요! _ 121
6. 이명과 울화병 및 감정뇌 _ 123
7. 이명과 세로토닌: 불면증과 우울증 환자 _ 129
   (1) 세로토닌 결핍 증상 _ 129
   (2) 세로토닌 식단 _ 130
   (3) 세로토닌 영양제 _ 132
   (4) 세로토닌 생활습관 _ 134
8. 이명과 도파민: 비만 환자 _ 135
   (1) 도파민 관련 증상 _ 135
   (2) 도파민 식단 _ 137
   (3) 도파민 영양제 _ 140
   (4) 도파민 생활습관 _ 141
      (가) 운동: 들숨 날숨의 심호흡 _ 141
      (나) 기타 생활습관의 실천 _ 142

제6장 이명의 진단

1. 청력검사 _ 145
2. 어음청취검사 _ 145
3. 낱말인지검사 _ 146
4. 고막운동성 검사 _ 147
5. 등골근 반사 _ 148
6. 이명장애척도(THI) _ 153
7. 이명도 검사 _ 155
   (1) 이명의 강도 측정 _ 155

(2) 이명의 크기 측정 _ 156

(3) 이명 소리가 안 들리게 하는 소리 레벨 측정 _ 156

(4) 이명도 측정 후 _ 157

(5) 청력불쾌역치검사 _ 157

8. 변조이음향방사검사(DPOAE) _ 158

제7장 이명의 치료

1. 구조적 문제의 치료: 턱관절, 경추 및 요추 교정 _ 162

2. 영양 문제의 치료 _ 178

(가) 멜라토닌 영양제 _ 178

(나) 트립토판이 많은 식품 _ 178

(다) 우울증 개선을 돕는 영양제 _ 178

(라) 아연 _ 179

(마) 피크노제놀 _ 179

(바) 항산화제 _ 179

3. 한의학적 치료: 한약과 약침요법 _ 180

(1) 한약 _ 180

(2) 약침요법 _ 180

(가) 약침요법의 장점 _ 181

(나) 이명에 대한 약침요법 _ 181

4. 심리적 문제의 치료: 이명 인지행동치료와 응용이완기법 _ 181

5. 신경학적 문제의 치료 _ 182

(1) 청각과민증 _ 183

(2) 이명과 청력저하 _ 184

(3) 이명재활훈련에서 이명의 중증도 분류 _ 184

(4) 청각과민증과 소리기피증의 치료 _ 186

(가) 청각과민증 음원재활훈련 _ 189

(나) 소리기피증 재활훈련(MRT) _ 190

6. 이명재활훈련(TRT) 치료 _ 193

(1) 이명현상의 본질 _ 193

(2) 이명이 문제가 되는 이유 _ 194

(3) TRT 치료 _ 197

(가) TRT 치료의 원리 _ 197

(나) TRT 치료의 목적 _ 199

(다) 수동적 소멸 방법 _ 200

(라) TRT의 주요 치료법 _ 201

(마) TRT 치료 관련 질문 _ 203

7. 베라르 이명재활치료 _ 205

(1) 베라르 청각치료란? _ 206

(2) 베라르 AIT는 어떤 절차로 행해지나? _ 207

(3) 베라르 AIT 치료의 구성 _ 208

(4) 베라르 AIT의 역사 _ 209

(5) 귀와 달팽이관 및 전정기관 _ 209

(6) 베라르 AIT와 소아 청각과민증 및 심리발달장애 _ 210

제8장 이명의 예방

1. 이명의 예방을 위한 일상적 자가요법 _ 220

(가) 수면 패턴을 편안하게 _ 220

(나) 불안증과 우울증 줄이기 _ 221

(다) 음악 듣기 _ 222

(라) 이명에 좋은 영양 섭취 _ 222

2. 이렇게 먹으면 지금보다 백배 이명이 줄어든다 _ 222

(1) 언제 먹을 것인가? _ 222

(2) 무엇을 먹을 것인가? _ 223

(3) 이명에 먹지 말아야 음식 _ 225

(가) 설탕과 밀가루는 왜 먹지 말아야 하나? _ 225

(나) 그럼 초콜릿은 어떨까? _ 227

(다) 튀긴 음식은 담배보다 해롭다? _ 228

(라) 과일주스와 야채주스 _ 229

(마) 스트레스와 과일 _ 229

(바) 과일 속 당분인 과당은 설탕보다 더 나쁘다? _ 231

(사) 우유와 두유: 두유 LOVE 우유? _ 232

(아) 우유 속 칼슘은 어떨까? _ 233

(자) 카페인 음료는 어떨까? _ 234

(차) 술 이야기 1 _ 235

(카) 술 이야기 2 _ 236

(타) 담배 _ 238

(파) 짠 음식을 먹어서는 이명을 해결하지 못한다 _ 239

(4) 어지럼증과 편두통 및 이명에 해로운 음식 _ 241

(5) 부신을 도와 이명을 이기는 영양소 _ 243

(가) 타우린 _ 243

(나) 비타민 D _ 244

(다) 녹차 속 티아닌 _ 245

(라) 녹차 속 카테킨 _ 246

(마) 아세틸 L 카르니틴 _ 246
(바) 알파리포산 _ 246
(사) 코엔자임Q10 _ 247
(아) 아연 _ 247
(자) 트립토판 _ 250
(차) 성요한풀 _ 250
(카) 비타민 B6 _ 251
(타) 분지사슬 아미노산 _ 251

부록

1. 빙빙 이명치료 영양제 _ 255
2. 빙빙 이명치료 장비 _ 257

참고문헌 _ 260

이명 웹툰 _ 262

미국 이비인후과학회가 발행하는 〈이비인후과-두경부외과(Otolaryngology-Head and Neck Surgery)〉지에 따르면 레드 와인 한잔 정도를 꾸준히 마시면 심장질환이나 치매 예방뿐만 아니라 청력상실을 방지하는 데에도 효과가 있는 것으로 나타났다.

미국 디트로이트 헨리포드병원 연구진은 붉은 포도나 레드 와인에 들어 있는 레스베라트롤(resveratrol, 식물에서 발견되는 항산화물질인 폴리페놀 계열에 속하는 물질)이 시끄러운 소음 때문에 청력이 손상되는 걸 막아주는 역할을 한다는 사실을 발견했다.

연구진은 건강한 쥐에 레스베라트롤을 주입한 뒤 장시간 소음에 노출시켰다. 그랬더니 청력을 거의 상실하지 않았다. 반면 레스베라트롤을 주입하지 않은 쥐는 소음에 노출되자 대부분 청력을 상실했다. 소음성 난청을 예방하고 회복을 돕는 것은 와인이 아니라 포도 속의 강력한 항산화제 성분인 레스베라트롤이다. 와인을 마시면 청력이 오히려 감퇴하고 이명이 오기 쉽다.

소나무 껍질에 함유된 피크노제놀 또한 항산화제로 난청과 이명을 예방한다. 아연과 셀레늄, 비타민 A 및 C, 글루타치온 등등도 모두 이명을 예방하고 치료한다. 다만 충분한 연구가 아직 되어 있지 않을 뿐이다. 결국 먹는 음식을 통한 식이요법과 영양치료가 이명에 큰 도움을 주는 것이다.

이명은 난치병이다. 아니 불치병이다. 그래서 몇 년 전까지 나는 의사로서 이명의 치료를 포기했었다. 환자에게 치료되지 않는 질병을 해결해준다고 하는 것은 윤리적으로 용

납이 안 되었기 때문이다. 어지럼증만 전문으로 치료하다 보면 이명 환자들이 반드시 함께 오게 되어 있다. 어지럼증만 해결하고 이명은 해결 못해드리니 반쪽짜리 인생 같은 의사의 콤플렉스를 느꼈다.

그런데 때마침 미국의 이명재활치료 창시자인 자스트레보프(Jastreboff PJ) 교수가 미국 메릴랜드에서 워크숍을 개최한다는 연락을 해왔다. 나는 오래 전부터 자스트레보프 교수의 이명재활훈련 책들을 모두 읽기는 했었기에 그의 업데이트 소식을 늘 알고 있었다.

미국에 건너가 강의를 듣기 전에 이명재활훈련이 확실한 치료법인지 궁금해서 코리안 스타일로 계속 들이댔다. 이메일을 통해서 '과연 이명이 당신 말대로 85~90% 치료되느냐?' He said Yes!

'그러면 기간은 얼마나 걸리나?' 라고 하니 '한 달에서 18개월 걸린다' 라고 했다. 그 말을 들은 나는 멘붕이 왔다. '한국사람 한 달도 못 기다려요. 18개월은 말도 안 돼요.' 교수님 가라사대 '이명은 불치병인데, 그래도 18개월 내로 많이 호전된다면 가치 있는 것이 아닌가? 그리고 실제론 3~6개월 사이에 많은 호전이 있다.' 라고 하는 말에 바로 미국행 비행기 표를 끊고 그의 강의를 열강했다.

정말 감동의 강의였고 나는 한국의 이명 환자들을 위해서 끊임없는 연구를 하기로 결심했다. 그리고 그의 치료 프로토콜을 이명 환자들에게 적용하니, 한 달도 안 돼서 이명이 없어지는 사람도 있고 오래 걸리는 사람도 있지만 보통 3~6개월 사이에 많은 좋은 변화가 있었다. 게다가 음식과 영양 및 한방치료, 카이로프랙틱 교정치료까지 하니 이명의 회복률이 단순히 이명재활훈련만 하는 것 이상으로 좋았다.

그 후로 한국의 청능사협회에서 강의를 들으면서 보청기도 배우고 소리도 배우면서 준청능사 시험을 보고 자격증도 따게 되었다. 몇 년이 지나면 청능사 면허증도 받게 되리라.

버펄로에 있는 뉴욕주립대학이 개최한 이명학회에서 새로운 이명 치료법들을 배우고 아이오와대학의 이명 컨퍼런스에서 더욱 업데이트된 이명 치료법들을 공유하다 보니, 어느새 이명이 정말 난치병이나 불치병이 아니라 가히 치료할 수 있는 병이었더라! 그래서 기쁜 마음에 이 책을 쓰기로 결심했었고, 이명은 이제 치료 가능한 질병이라고 감히 말하고 싶다.

이명 환자들은 100% 스트레스 환자들이다. 밤에 잠을 못 자고, 불안하며, 과로하고, 힘든 일들을 겪으면서 달팽이관의 털세포에 손상이 온 것이다. 이명은 불안케 하고 불면케 한다. 불안과 불면은 다시 이명을 악화시킨다. 이명이 장기화되는 것은 이명을 두려워하기 때문이다. 이명을 나에게 온 신의 축복이요 선물이라고 생각하는 긍정적인 사람에게 이명은 더 이상 이명이 아니라 아름다운 멜로디다.

이명을 받아들이면 이명은 이미 내 존재 속에서 하나가 되면서 사라진다. 이명을 거부하면 이명은 나의 적이요 질병이며, 악령이 되어 살아 있게 된다. 이명을 받아들이고 이명에 연연하지 말며, 좋은 음악들을 즐기고, 적막함을 피하며, 아주 시끄러운 소음에서 벗어나 자연의 숨소리를 가능한 많이 들어야 한다. 맑은 정신과 고요한 마음, 착한 음식들과 함께 가벼운 산책을 즐기면서 물소리, 새소리 등의 자연의 소리에 귀를 기울인다. 그러면 이명은 어느새 멀리 떠나가 버린다.

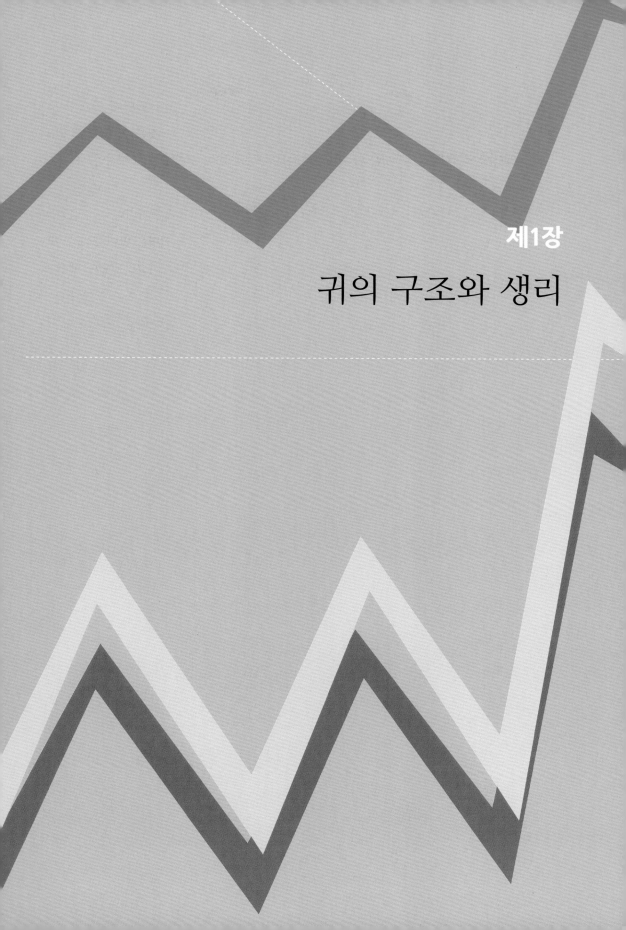

제1장

귀의 구조와 생리

귀는 크게 바깥귀(외이), 중간귀(중이), 속귀(내이)로 구성되어 있다. 바깥귀와 중간귀는 고막을 경계로 나뉘는데, 중간귀는 공기로 차 있는 빈 공간으로 망치뼈(추골), 모루뼈(침골), 등자뼈(등골)라 부르는 세 개의 작은 뼈가 고막과 속귀를 연결하며 진동을 전달한다. 그 중 가장 안쪽에 위치한 등자뼈는 안뜰창(난원창)에 붙은 발판에 연결되어 있다. 안뜰창은 달팽이창(정원창)과 함께 속귀로 들어가는 입구이다. 이 달팽이창은 얇은 막으로 막혀 있어서 등자뼈 발판(등골족판)의 움직임에 따라 속귀액의 압력이 달라지면서 움직이게 된다.

15

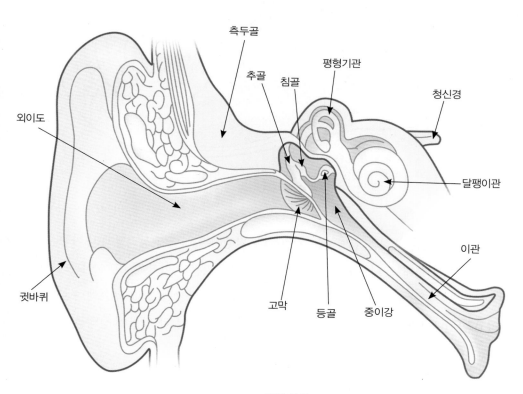

귀의 구조

세반고리관과 달팽이관으로 이루어진 속귀는 우리 몸에서 두 가지 주요 역할을 담당한다. 하나는 소리, 즉 진동을 전기신호로 바꿔준다. 이렇게 만들어진 전기신호는 청신경을 따라 뇌에 전달되어 우리가 소리를 인식할 수 있게 해준다. 또 한 가지 중요한 역할은 몸의 균형을 잡는 것이다. 머리의 움직임에 따라 발생하는 전기신호를 안뜰신경을 통해 뇌로 전달해준다.

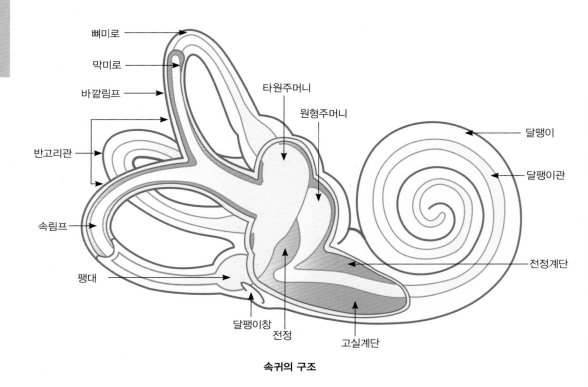

속귀의 구조

이 중 달팽이관은 소리를 담당하는 기관이다. 달팽이관은 마치 동그랗게 말아놓은 호수처럼 속이 빈 형태로, 나선형으로 말려 있다. 세반고리관과 이어지는 달팽이관의 시작 부분은 일반적인 체액(림프) 및 뇌척수액과 거의 유사한 바깥림프액(외림프액)으로 채워져 있고 말린 부분인 달팽이관 안쪽은 칼륨을 많이 함유한 강한 양전하 상태를 띠는 속림프액(내림프액)으로 채워져 있다.

달팽이관 안쪽에는 진동을 전기신호로 바꿔주는 역할을 하는 털세포(유모세포, hair

cell)들이 있는데, 이들은 달팽이관의 가운데를 가르는 기저막(바닥판) 위에 솟아오른 코
르티기관 위쪽에 심어져 있다. 각각의 코르티기관에는 1만6000개의 털세포가 있으며, 한
줄로 배열된 안쪽털세포(inner hair cell)와 세 줄로 배열된 바깥털세포(outer hair cell)로
이루어져 있다.

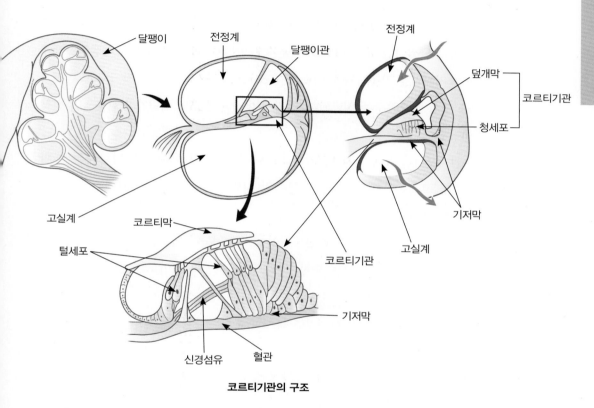

코르티기관의 구조

이 털세포에는 전기신호를 뇌에 전달하는 신경(들신경)이 있는데, 바깥털세
포보다 3배가 많다. 하지만 신경들의 95%가 안쪽털세포에서 나온다. 이 때문에 바깥털
세포의 손상이 있으면 제한된 소리만을 듣지 못하지만(50dB) 안쪽털세포가 완전히 없어
지면 아예 들을 수가 없다. 1만6000개의 달팽이관 신경세포 중 안쪽털세포가 없어진 부
분이 있으면 이 부분과 연결된 주파수의 소리를 들을 수가 없는데, 보통 이러한 손상은
높은 주파수에서 시작해서 낮은 주파수로 진행된다.

* 소리의 전도: 기도와 골도

소리의 전달 경로는 알려져 있는 대로 공기전도(air conduction)와 골전도(bone conduction)로 나뉘고 이 두 가지의 전도 경로를 비교함으로써 중이의 상태를 판단할 수도 있다.

공기전도에서는 외이도를 통해 들어온 음파가 고막을 진동시키며 이소골 연쇄에 의해 등골족판을 거쳐 난원창을 통해 내이에 전달된다. 난원창으로부터 내이의 바깥림프액에 전달된 음파는 기저막을 진동시키며, 이로 인해 코르티기관의 털세포가 자극되고, 이것이 달팽이신경을 거쳐 청각중추에 전달된다. 따라서 이러한 경로의 어딘가가 잘못되면 청각장애가 생긴다.

기저막은 기저부에서 첨부까지 음의 주파수에 의해 최대의 진폭을 나타내는 부위가 정해져 있다. 고음은 달팽이관의 밑 부분인 고막 가까운 곳에서, 저음은 두 바퀴 반의 상부 부위에서 감지된다.

골전도에는 달팽이관의 골 구조가 진동되어 생기는 부분, 이소골과 내이의 액체 질량이 골도 진동에 의해 발생시키는 부분, 그리고 골 진동이 외이도를 통해 고막에 전달되는 부분이 있다.

가청영역의 동적 범위(dynamic range)는 불쾌한 소리의 정도와 가청역치의 차이를 말하며, 이는 주파수에 따라 다르다.

음량(loudness)은 음압이 커지는 데 따라서 증가하는데, 감각신경성 난청에서는 소리가 잘 들리지 않다가 갑자기 크게 들리는 음량누가(loudness recruitment) 현상이 나타나는 경우가 흔히 있다.

1. 우리가 듣는 소리는 어떻게 생겼나?

케이팝스타 오디션 방송에서 박진영은 참가자들에게 소리 반 공기 반을 주문한다.

공기가 있어야 소리가 나고 진동을 통해서 우리의 청각시스템에 전달되어 듣게 된다. 청각을 통해 듣는 소리에서 감동과 진정성이 느껴져야 우리의 마음은 바뀌면서 눈물을 흘리고 박수를 치게 된다.

소리는 사람의 감정을 살렸다 놓았다 하는데, 이 소리가 잘못되면 이명이 생긴다. 소리는 정말 어려운 단어인 셈이다. 소리 SEEMS TO BE HARDEST WORD라고 엘튼 존은 노래한다.

소리는 물리적인 진동에 의해 발생한 에너지의 전달이 매체를 통해 우리의 귀에서 고막을 울려 청각뇌에서 느끼게 된다. 음원에서 만들어진 소리는 공기를 통해 전달된다. 소리는 1초에 340미터를 가며, 온도차에 의해서 조금씩 속도가 달라진다.

자연적으로 발생하는 모든 소리는 사인파로 표현되는데, 음압과 시간이라는 두 축에 의해서 표시된다. 음압축의 양에 의해 소리의 크기(볼륨)가 결정되고 시간축의 양에 의해 소리의 높고 낮음이 정해진다.

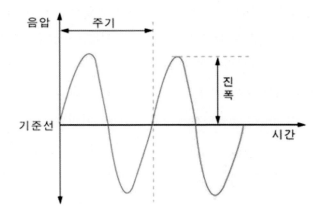

1초 동안에 진동하는 파형의 횟수를 헤르츠(Hz)라고 하며, 가청 주파수는 20헤르츠에서 2만 헤르츠까지로 한다. 다시 말하면 1초 안에 20번에서 2만 번까지 서로 다른 진동수를 가지는 진동파가 우리 귀에 들리는 소리라는 것이다.

소리의 크기는 데시벨(dB)로 나타내는데, 데시벨이란 전기적인 혹은 물리적인 변화에 대한 우리의 청감 변화를 수치로 나타낸 것이다. 우리가 음악을 크게 듣기 위해 스피커의 볼륨을 올린다는 것은 사실 앰프의 전기 파워를 높인다는 뜻이다. 전기 파워란 단위 시간 당 전류가 할 수 있는 일의 양이며, 단위는 와트로 표시한다. 스피커의 볼륨을 올려서 앰프 파워가 1와트에서 2와트로 높아지면 실제로 우리가 느끼는 레벨 변화는 다음 데시벨 공식과 같다.

파워 데시벨=10log(P1/P2)=10log(2/1), log2=0.3=10×0.3=3dB
P1=기존 파워, P2=변화된 파워

따라서 앰프의 파워를 두 배 높이면 우리가 느끼는 레벨은 3데시벨 올라가고 일반적인 수치로는 1.2~1.3배의 증가를 말한다.

(가) 주파수 대역

피아노 건반이 좌측의 저음역에서 우측의 고음역까지 있듯이 우리의 달팽이관도 저음역에서 고음역까지 분포되어 있다. 중추청각뇌 또한 마찬가지로 일정한 비율로 음역이 분포되어 있는데, 저음역은 보통 30~350헤르츠이고 중저음역은 350~800헤르츠, 중고음역은 800~4000헤르츠, 고음역은 4000~2만 헤르츠이다.

이명 소리도 마찬가지로 저음역에서 고음역까지 이명 환자에 따라 다양하게 분포되어 있다.

(나) 위상

한 주기 동안 소리신호의 높낮이 진폭의 변화를 각도로 표시한 것이 위상(phase)이다. 포지티브 위상은 0~180도 사이의 진폭 변화를 말하고 네거티브 위상은 180~360도 사이의 진폭 변화를 의미하는데, 세 가지로 나뉜다.

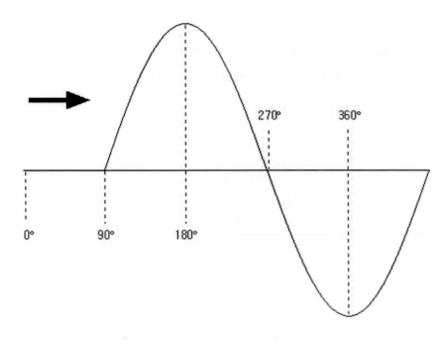

(다) 동상

　주파수가 같은 두 개의 신호가 결합될 때 서로의 위상이 같으면, 즉 동상(in-phase)이면 합성 레벨이 두 배로 증가한다.

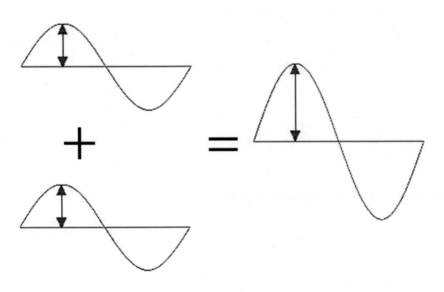

(라) 역상

주파수가 같은 두 개의 신호가 결합될 때 위상이 180도 차이가 나면, 즉 역상(out of phase)이면 합성 레벨이 제로로 되어 사라지게 된다.

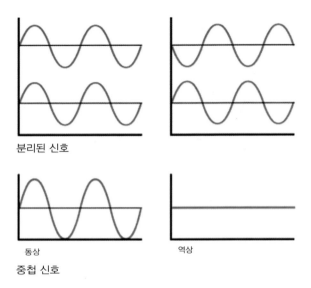

분리된 신호

동상 역상

중첩 신호

(마) 위상 변이

주파수가 같은 두 신호의 위상 관계가 정확히 동상이나 역상이 아니고 40도, 70도, 120도 등으로 차이가 있다면 신호의 레벨보다 음색이 바뀌고 심한 변화가 일어난다.

이명이 있는 주파수에 위상 변이(phase shift)를 주면서 역상을 맞춰주면 이명 소리가 없어지는 원리를 이용한 이명치료가 효과적일 수 있다.

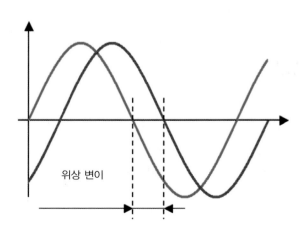

위상 변이

2. 소리 전달과 인지 시스템

소리가 귓구멍을 타고 들어와 고막에 닿으면 진동에 따라 고막이 유연하게 움직임으로써 망치뼈, 모루뼈, 등자뼈에 이 진동을 전달한다. 진동은 발판 밑의 바깥림프를 때리고 이 때문에 위쪽 달팽이 쪽으로 이동하는 파동이 생긴다. 압력 파동이 달팽이관을 지나가면 얇은 기저막이 움직이며, 이에 따라 털세포가 심겨져 있는 코르티기관도 움직인다. 세 줄의 바깥털세포는 달팽이관과 연결된 덮개와 닿아 있어서 털들이 움직이게 된다.

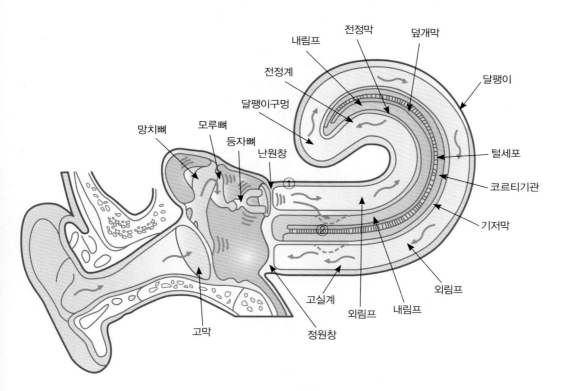

난원창 진동에 의한 외림프액의 움직임은 두 가지 경로를 따른다.
경로 ①: 전정계를 통과하여 달팽이구멍으로 가고, 달팽이구멍을 돌아서 고실계를 통과한 다음, 정원창을 진동시킨다.
경로 ②: 전정계로부터 기저막을 통하여 고실계로 이르는 지름길이다. 이 경로에서는 털세포의 털이 진동하는 기저막 위쪽 코르티기관의 덮개막과 관련하여 재배치됨으로써 휘어지고 이로 인해 소리 수용기의 활성이 자극된다.

달팽이관을 이동하는 파동이 최대치에 도달하면 최대치 근처에 있는 바깥털세포들이 작은 물리적 반동을 하여 기저막의 움직임을 가속화한다. 이 내부 증폭기는 속림프가 안쪽털세포의 털을 향해 뿜어지게 한다. 만약 뿜어낸 액체의 움직임이 충분히 크면 털이 한쪽으로 비껴나고 털끝 가까이 어딘가에 아주 작은 연결통로가 열린다. 그러면 속림프의 칼륨이 들어와 털세포의 막 표면을 변화시켜 털세포의 밑 부분에서 적은 양의 화학물질이 방출된다. 방출된 화학물질은 가까이 있는 신경을 활성화하여 뇌에 변조신호를 보낸다.

전기신호로 바뀐 소리는 청각신경을 따라 이동한다. 청각신경은 전정신경과 얼굴신경을 따라 뇌줄기에 연결되어 있다. 청각신호는 뇌줄기로 이동한 후 다시 상부 쪽으로 올라가 중간뇌를 지나 최종적으로 대뇌피질이란 '의식중추(듣기감각중추)'에 이른다.

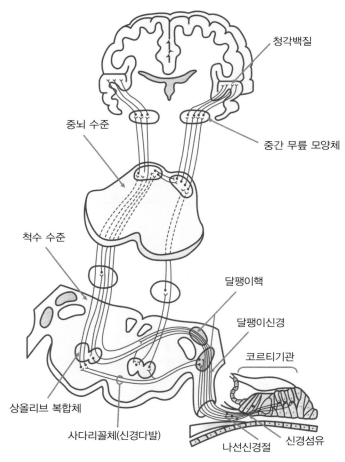

중추청각신경계

대뇌피질 중 듣기감각을 의식하는 부위는 머리 양옆, 귀 바로 위에 위치하는 뇌의 관자엽에 있다. 이곳에 청각신호가 닿게 되면 소리의 존재를 인지한다. 소리신호를 감지하고 전기신호가 뇌의 청각영역에 도달하여 소리를 인지하는 데까지 걸리는 시간은 보통 1/5초로 매우 짧다.

제2장

이명이란?

* * *

이명이란 외부에서 발생한 소리가 아닌 인체 내 청각시스템에서 나온 소리를 듣는 증상을 말한다. 환청과 달리 이명은 듣는 사람에게는 매우 실제적이어서 처음 경험하는 사람은 자신의 귀에 들리는 그 소리가 난 곳을 찾기 위해 애를 쓴다. 우리나라 인구의 90% 이상은 한 번 이상 이명을 경험한 것으로 나타난다. 전체 인구의 17%가 이명으로 불편함을 겪고, 5%가 병원을 찾으며, 1%는 정상적인 생활이 불가능한 것으로 조사된다.

환자들이 듣는다고 하는 소리는 쇳소리, 새소리, 매미소리, 바람소리, 귀뚜라미소리, 물 흐르는 소리 등으로 매우 다양하며, 대부분의 이명은 고주파에서 나는 이명이다. 소음성으로 나는 이명은 피아노 건반으로 치면 여러 건반이 섞여서 나는 소리와 같고, 달팽이관 내에서도 광범위한 부위에서 문제가 생긴 경우이다. 반면 음조 이명(tonal tinnitus)은 건반 한 개를 치는 소리와 같고 달팽이관 내의 한 부분만 기능이 떨어진 경우에 많이 온다. 이명의 크기나 강도가 이명의 심각성과 비례하지는 않아서 삐~소리가 크다고 더욱 심각한 것으로 볼 수는 없다.

이명 소리가 있거나 들린다는 것 자체는 아무 문제가 없다. 단지 이명은 환자들에게 고통을 주며, 치료가 필요한 이유는 신체적·정신적으로 해로운 영향을 미치기 때문이다. 누구나 이명은 왔다 지나가기도 하지만, 만성 스트레스나 면역저하가 있는 상태에서 조용한 환경에 오래 있게 되면 이명이 상대적으로 커지면서 장기화되는 경향이 있다.

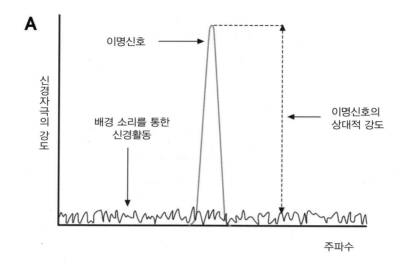

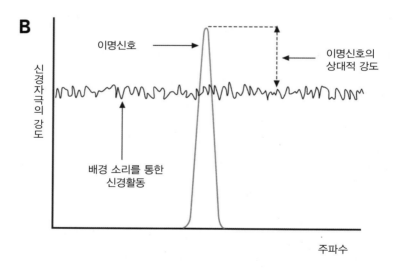

이명 소리와 주변 배경 소리의 신경학적 활성화 상태 : 이명신호의 강도는 배경 소리와 이명 소리의 신호 차이에 따라 차이가 난다. 배경 소리를 높여주면 이명 신호음의 강도가 줄어들 수 있다. 조용한 주변 환경에서는 미세한 이명이라도 크게 들릴 수 있는 이유이다.

1. 이명의 자가진단

다음은 간단히 이명을 스스로 진단해볼 수 있는 표이다.

	증상	3점	2점	1점	0점	
1	이명을 느끼는 횟수는?	항상	자주	가끔	없다	
2	잠자는 데 불편한가?	항상	자주	가끔	아니오	
3	조용할 때 이명 소리가 커지나?		아니오	네		
4	뭔가를 하지 않을 때 이명은 심해진다.		아니오	네		
5	이명이 얼마나 신경 쓰이게 하나?	심하게	중간 정도	약하게		
6	이명이 어떤 소리와 같은가?	높은 삐~소리 낮은 우웅~소리 바람소리 종이 비비는 소리	정적인 소리	기타		

· 5점 이하: 아주 미약한 이명

· 6~7점: 약한 이명

· 8~9점: 약한 이명에서 중간 정도 이명

· 10~11점: 중간 정도 이명

· 12점 이상: 심한 이명

최근 돌발성 난청과 함께 이명이 온 환자 케이스를 한번 살펴보면 이명이 왜 와서 힘들게 하는지, 신경생리학적으로 어떻게 잘 치료가 되는지를 이해하는 데 도움이 될 수 있다.

〈이명 치료 케이스 1〉

42세 여성의 돌발성 난청과 이명 및 청각과민증 치료

- 첫 내원일: 2013년 1월 19일
- 증상: 이명(R), 난청(L)
- 치료기간: 2013년 1월 19일~2013년 4월 13일
- 빙빙한의원의 치료 내용: 카이로프랙틱 교정치료, 약침치료, 베라르 청각치료, 레이저 치료, 이명치료음원(BB사운드: 빙빙한의원에서 제작한 다양한 음원과 음악을 말함) 제공, 한약, 영양제(와우 플러스, 오메가 큐: 이들 영양제에 대해서는 부록 참조)

- 첫 청력검사 결과(2013년 1월 19일)

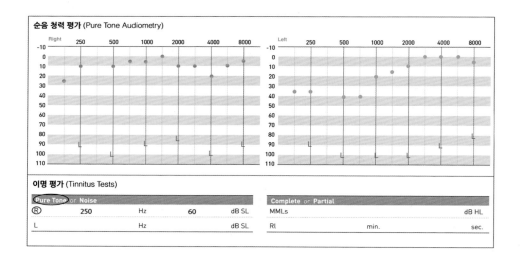

- THI(이명장애지수) 점수 F(기능적): 30, C(재앙화): 6, E(감정적): 28, 총점: 64

- 치료 후기

　2013년 1월 좌측 귀 돌발성 난청으로 스테로이드제를 2주간 복용하고 청력은 부분적으로 회복되었지만 여전히 저음에서 청력저하가 있으면서 이명이 생기고 우측 귀 또한 이명

이 있는데, 윙 소리와 삐 소리가 번갈아가면서 나타났다.

평소 소리에 민감한 청각과민증이 있는 상태에서 어린이집의 아기들 소음에 귀마개를 하고 다니기도 했으며 스트레스가 늘 가중되었다.

이명과 청각과민증 설문지 검사에서 이명은 64점, 과민증은 7점이었다. 3개월 치료후 이명이 현저히 사라지고 생활하는 데 불편함이 없어졌으며, 이명 점수는 20점, 과민증은 3점으로 내려갔다.

일자목과 좌측 턱관절 불균형을 카이로프랙틱 신경교정치료를 통해서 바로잡았고 우측 골반과 좌측 족저근막 및 관절을 교정했다.

심리이완치료와 함께 사운드테라피를 병행했고 집에서는 백색잡음 소리치료와 함께 BB사운드를 통해서 청각뇌세포의 과잉흥분을 진정시키는 소리치료를 병행했다.

이비인후과와 타 한의원 여러 곳에서 치료를 받아왔지만 이명에 차도가 없어서 빙빙한의원에 내원한 케이스인데, 3개월만에 이명으로부터 자유로워지고 행복해하는 환자를 보면서 빙빙가족 모두가 함께 감사하고 행복감을 느낀 하루였다.

· 마지막 청력검사 결과(2013년 4월 13일)

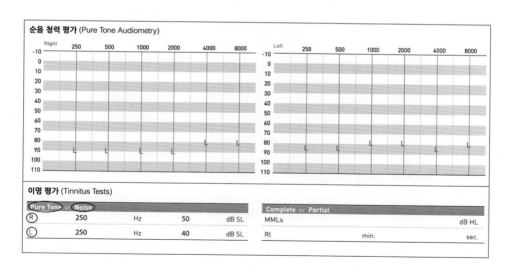

· THI(이명장애지수) 점수 F(기능적): 8, C(재앙화): 0, E(감정적): 12, 총점: 20
· 최종 THI 변화 지수 F: 22 감소, C: 6 감소, E: 16 감소, 총점: 44점 감소

2. 이명 환자 통계

다음은 미국 오레곤대학 청각리서치센터가 이명 환자 1626명을 대상으로 일상생활에서 경험하는 불편을 조사한 내용이다.

- 수면을 방해하는가? 네 → 70% 이상
- 이명이 불안하게 만드나? 네 → 80% 이상
- 이명이 피로하고 아프게 하나? 네 → 52%
- 이명 때문에 푹 쉬지를 못하나? 네 → 80%
- 조용한 장소에 있으면 이명이 더 심해진다? 네 → 70%
- 이명 때문에 집중이 안 된다? 네 → 70%
- 이명이 어디서 소리가 나는가? 좌측 귀 → 12%, 우측 귀 → 10%, 양쪽 귀 → 56%
- 이명이 한 가지 소리인가? 아니면 그 이상인가?

  1가지 소리 → 53%, 2가지 소리 → 26%, 3가지 소리 → 9%, 그 이상 → 6%
- 이명 소리가 처음 부위에서 다른 부위로 바뀌는 경우가 있나?

  안 바뀐다 → 85%, 한쪽에서 시작해서 지금은 양쪽 귀에서 난다 → 10%
- 이명의 정도를 0~10 사이로 표현한다면 자신의 이명 소리 크기는 어느 정도인가?

  2~4 정도 수준 → 13.8%, 4~6 정도 수준 → 30%, 6~8 정도 수준 → 34.5%, 8~10 정도 수준 → 19.1%

3. 이명은 누구나 들을 수 있다

헬러(Heller)와 버그만(Bergman)(1953)의 유명한 실험이 있다. 이명 증상이 없는 80명을 각각 소리를 없앤 부스에 들어가게 하고 어떤 소리가 나는지를 물었다. 5분 안에 94%가 삑~소리, 맥박소리, 휘파람소리를 들었다고 보고했는데, 이는 이명 환자들을 대상으로

한 실험 결과와 같았다.

결국 이명의 인지는 외부가 아닌 인체 내 청각신경계가 스스로 만들어내는 것이며, 충분히 조용하고 무언가를 듣고자 노력한다면 누구나 이명을 들을 수 있다. 다시 말해 귀에서 들려지는 소리는 받아들이는 태도에 따라 이명도 될 수 있고 아무 의미 없는 잡음도 될 수 있다.

4. 위협으로 느껴지는 소리는 몸을 경계 태세로 만든다

평상시에 우리는 다양한 소리가 뒤섞인 복잡한 소리 환경에 노출된다. 귀로 들어오는 다양한 소리 중 듣는 사람에게 특별한 의미를 가진 것은 주의 깊게 처리되는 반면, 반복적이며 의미 없는 소리들은 걸러지게 된다. 이것이 뇌가 하는 일이다.

뇌는 오감을 통해 들어오는 모든 정보를 중요성에 따라 순위를 매긴다. '생존'에 위협이 되는 것으로 처리되면 최우선적으로 자율신경계의 교감신경이 활성화된다. 그 결과 혈관에 아드레날린이 분비되고, 근육의 긴장도가 높아지며, 심장박동이 빨라지고, 호흡은 가빠지며, 싸움에 도움이 되지 않는 소화과정은 멈춘 채 곧 벌어질 지 모르는 '싸움'을 위해 준비 태세를 갖춘다. 이는 많은 에너지를 요구하기 때문에 유지시간이 짧아서, 위협이 사라지면 곧바로 부교감신경이 활성화되면서 편안하고 이완된 상태로 돌아가야 한다.

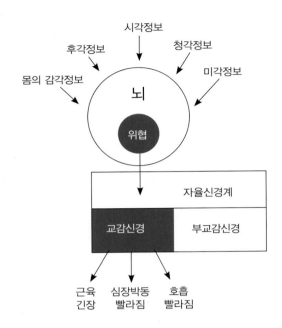

5. 이명은 끊임없이 교감신경과 변연계를 활성화한다

나뭇잎의 바스락거리는 소리, '쉬~' 하는 뱀을 연상시키는 소리들은 본능적으로 긴장과 흥분을 가져온다. 이명 소리가 처음 들릴 때 우리 몸의 반응도 마찬가지여서, 위험의 신호로 받아들여져 교감신경이 활성화된다. 만약 이 소리가 계속 지속된다면 긴장을 풀지 못하고 늘 경계 태세 속에 있게 된다. 그 결과 불면증, 피로, 짜증, 분노, 우울, 집중 곤란 등이 일어나면서 몸 전체의 건강에 적신호가 온다.

한편 이명은 청각 중추신경계와 연결된 감정뇌(변연계)를 자극하여 감정적 반응을 일으키는데, 대부분 두려움, 짜증 등 부정적인 감정과 연결된다. 뇌에서 감정을 담당하는 변연계와의 부정적 연결은 교감신경을 더욱 활성화한다. 결국 둘은 서로를 자극하는 악순환의 고리를 만들어간다. 그 결과 불안, 짜증, 분노, 불면증, 피로 등이 늘 이명과 함께 하면서 증상을 악화시킨다.

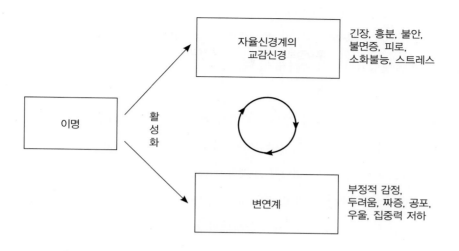

자율신경계의
교감신경

긴장, 흥분, 불안,
불면증, 피로,
소화불능, 스트레스

이명

활
성
화

변연계

부정적 감정,
두려움, 짜증, 공포,
우울, 집중력 저하

37

6. 이명이 심각한 문제를 일으키는 이유

이명 소리는 위와 같이 자율신경계와 변연계가 연결되었을 때 문제가 된다. 이명 소리가 크든 작든 뇌가 이를 중요하지 않은 것으로 처리할 수 있다면 이명은 무해한 자극이다. 하지만 이명을 가진 사람의 20% 정도는 오히려 이명 소리에 더 집중한다. 그 결과 뇌는 이명 소리를 '중요한 것'으로 분류해 끊임없이 신경계가 이명 소리를 탐색하게 하고 발견된 이명 소리는 교감신경을 흥분시킨다. 한편 이명이 시작될 때 뇌에 문제가 있나, 귀에 문제가 있나 하는 불안함이나 두려움, 짜증을 느낀 사람은 변연계를 활성화하여 불안과 짜증 같은 부정적 감정을 더욱 고조시킨다.

이명이 이렇게 교감신경과 변연계를 활성화하면 잠드는 것이 어렵다. 수면부족으로 이명 환자들은 늘 피곤하고 짜증이 나며 인지 왜곡을 일으키고 비논리적 사고를 한다. 이 때문에 이명 환자들은 잠들기 위해 수면제를 사용하는 경향이 있다. 이러한 약은 중독 위험이 높고 오히려 이명을 만들거나 악화시키는 부작용 가능성도 있기 때문에 치료에는 별 도움이 되지 못한다.

여기서 이명재활훈련(Tinnitus Retraining Therapy, TRT) 치료의 창시자 자스트레보프 (Jastreboff PJ) 교수가 정리한 이명의 시작부터 심각한 질병으로 발전하기까지의 메커니

즘을 간략한 그림과 함께 알아보자.

(1) 이명이 골칫덩어리로 등극하게 될 때

　외부의 소리가 청각 속 달팽이관을 통해서 뇌로 전달되면 뇌줄기의 청각시스템에서 여과하면서 대뇌로 전달한다. 대뇌는 이 소리가 별로 의미 없는 소리인지, 즐겁고 긍정적인 소리인지, 아니면 부정적이고 유쾌하지 않은 소리인지를 감별하게 된다.
　외부의 소리가 계속해서 들리면 변연계와 자율신경계도 관심을 갖고 자극을 받게 되면서 감정적인 부분에도 영향을 미치기 시작한다.

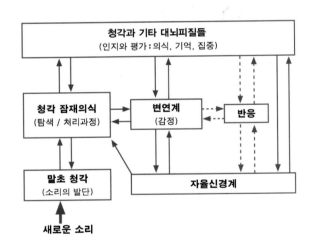

새로운 소리에 의해 자극을 받는 청각시스템: 뇌줄기와 대뇌, 변연계, 자율신경계

(2) 친근하고 불쾌한 소리가 이명을 좌지우지한다

평소 친근한 외부의 소리는 대뇌의 기억장치를 통해서 별 의미 없는 소리로 걸러지기 때문에 청각시스템을 흥분시키지 않는다(그림 A).

만일 아주 새로운 소리이거나 아니면 친근하지만 평소보다 심각한 소리를 듣게 되면 청각 대뇌피질은 분주하게 분석하면서 흥분되고 변연계와 자율신경계 또한 이제는 가만히 있지 않는다. 조건자극과 조건반응을 통한 이명의 악순환 현상이 서서히 시작된다(그림 B).

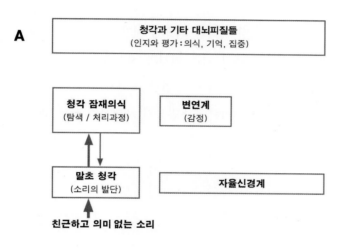

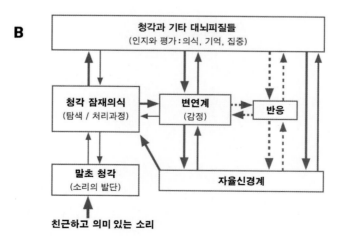

(3) 작은 이명 소리가 심리정신장애도 초래한다: 바늘도둑이 소도둑 된다

이명이 작게 들려도 어떤 사람에겐 불면증과 함께 불안과 우울을 일으키고, 가슴이 뛰고 숨이 가쁘며 손발이 차고 식은땀이 나는 증상을 야기한다. 반면에 이명이 상당히 큰데도 별로 신경이 안 쓰인다고 하는 분들도 있다.

많은 경우에 이명은 순식간에 생기는데, 가령 노래방에서 마이크 소리가 갑자기 크게 날 경우이다. 또한 극장에서 갑작스런 큰소리, 뮤지컬 공연에서 예기치 않은 소음, 사격장에서 총소리, 천둥번개 소리, 아이들의 시끄러운 소리도 예기치 않은 이명을 초래한다.

사소할 수 있는 초기의 이명 소리가 뇌에서 지각되고 인지되면서 마음의 주목을 끌게 된다. 초기의 이명신호에 대한 뇌의 인지와 지각작용이 감정세계에 악영향을 미치게 되면 조건반사가 형성된다. 이명으로 인한 조건자극이 자율신경계와 변연계를 흥분시키면서 불안과 우울, 불면증이란 조건반응을 초래하게 되는 것이다.

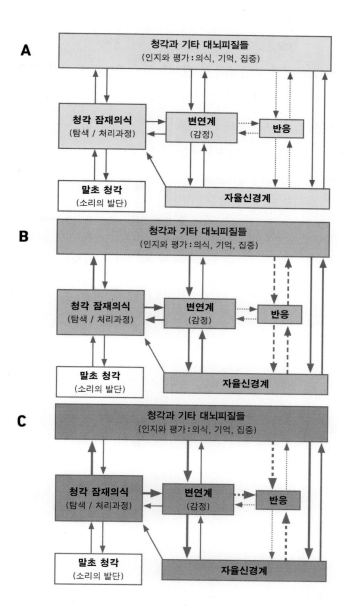

이명의 악순환: A에서 C로 갈수록 화살표가 두꺼워지고 박스의 색깔이 진해지는데, 자율신경계, 변연계 등의 청각신경계가 과잉 흥분되고 있음을 나타낸다.

(4) 조건반사와 조건반응

파블로프(I. Pavlov)의 조건반사와 조건반응 현상이 이명에서도 나타난다. 실험에서는 개에게 먹이와 함께 종소리를 들려줄 경우에 개는 침을 흘리며 입맛을 다시는데, 나중엔 먹이 없이 조건자극인 종소리만 들려줘도 개는 침을 흘리게 된다.

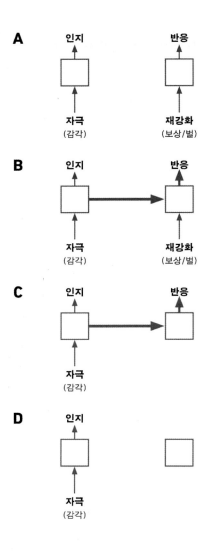

조건반사와 조건반응
A. 종소리(조건자극)를 울리면 개가 듣는다(인지). 먹을 것(보상)을 개에게 주면 침을 흘린다(조건반응).
B. 개에게 종소리를 듣게 하면서 먹을 것을 주면 침을 흘린다.
C. 먹을 것은 주지 않고 종소리만 듣게 해도 개는 침을 흘리게 된다.
D. C를 여러 번 반복하면 개는 이제 흘릴 침도 없다(소거).

(5) 의식과 잠재의식이 자율신경에 관여한다: 작은 눈뭉치가 눈사태를 유발한다

이명신호에 대한 자율신경계의 조건반응을 통해, 처음에 사소했던 이명 소리가 이제는 뇌 속에 크게 자리매김하면서 부정적 정서를 유발하고 이명이 골칫덩어리로 마음속에서 되새김한다. 이명이 커지면서 불안이 가중되고 잠을 못 자며 다시 또 이명이 더욱 커지는 부정적 피드백 순환을 겪게 된다. 언덕 아래로 굴린 작은 눈덩어리가 이제는 큰 눈사태를 유발하는 것이다.

부정적 피드백 작용에는 크게 두 가지가 관여하는데, 대뇌(대뇌피질)의 의식작용과 뇌줄기 속의 잠재의식작용이다.

43

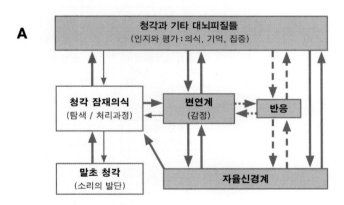

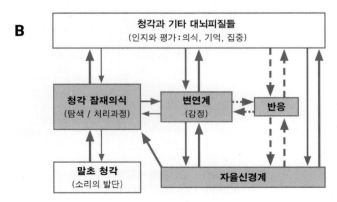

A. 이명에 대한 대뇌와 자율신경계의
   의식적인 부정적 피드백
B. 이명에 대한 뇌줄기와 자율신경계
   의 잠재의식적인 부정적 피드백

(6) TRT의 신경생리학적 습관화 치료

이명에 대한 조건반사로 인한 신체의 반응들은 정상으로 돌아올 수 있다. 뇌신경 재생 및 리모델링 작용을 통해서 가역적 결과를 일으키기 때문이다.

이명의 치유과정은 두 가지로 나눌 수 있다. 첫째는 이명 소리는 들리지만 자율신경과 감정뇌의 부정적 정서를 초래하는 증상들을 일단 차단할 수 있는데(그림 A), 이명-조건반응에 대한 습관화 치료라고 부른다. 둘째는 이명 소리 자체를 인식하지 않게 하는 것인데(그림 B), 이명-인지작용에 대한 습관화 치료라고 부른다.

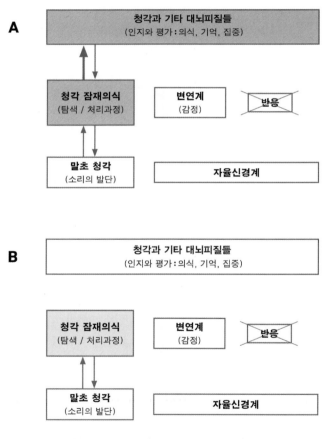

A. 이명-조건반응에 대한 습관화 치료
B. 이명-인지작용에 대한 습관화 치료

(가) TRT 카운슬링

이명은 인체에 무해하고 심각한 질병을 야기하지 않는다는 것을 이명 환자들은 반드시 인지해야 한다. 이명이 생기면 뇌에 큰 질환이 온 것으로 오해하는 분들이 많다. 처음엔 별거 아닌 이명이 예기불안으로 인해 자율신경과 감정세계를 자극해서 흥분되면 이명이 커진다. 카운슬링과 인지행동치료를 통해서 충분히 이해하고 수용하면 이명에 대한 부정적 정서가 긍정적으로 바뀌면서 이명치료는 절반의 성공을 거두게 된다.

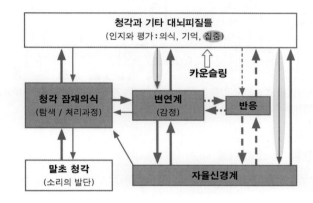

카운슬링의 효과: 이명에 대한 대뇌피질의 인지능력 향상을 통해서 변연계와 자율신경계를 적절히 억제함으로써 이명은 차츰 줄어들게 된다.

(나) TRT 소리치료

소리치료의 목적은 뇌 안에서 이명 소리의 크기를 줄여주는 데 있다. 소리치료 단독으론 이명을 해결하지 못하기 때문에 인지행동치료를 포함한 카운슬링과 함께 체성감각 이명을 해결해야 한다.

주변 배경 소리가 들리지 않을 때 청각시스템이 모두 긴장하고 흥분하면서 이명이 커진다. 아주 작은 이명이라도 주변에서 소리가 들리지 않는 적막한 환경에 있으면 이명을 감지하는 청각뇌는 더욱 흥분해서 이명을 크게 느끼도록 한다. 시끄러운 식당에 있을 때 가족간 대화가 잘 안 되듯이 적절한 소리치료는 이명 소리를 줄이고 심리적 불안감과 부정적 정서를 치유한다.

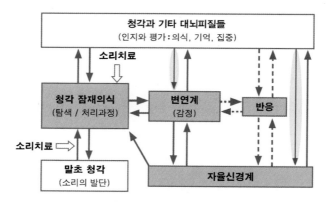

소리치료(sound therapy): 이명 소리로 인한 의식과 잠재의식의 흥분을 차단해주면서 대뇌와 뇌줄기 신경들을 진정시키기 때문에 변연계와 자율신경계의 안정을 돕는다.

(다) TRT 카운슬링 및 소리치료

인지행동치료를 포함한 카운슬링과 소리치료를 병행하면 이명 소리의 강도를 줄이면서 대뇌의 이명 인지능력을 약화시키고 변연계와 자율신경계의 흥분 상태를 조절해주기 때문에 이명은 지속적으로 줄어들게 된다. 이때 조용한 환경은 가급적 피해야 한다. 침묵은 금이 아닌 독이기 때문이다.

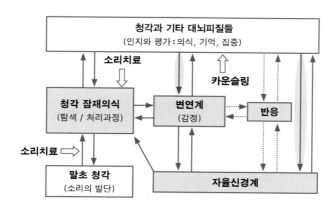

카운슬링과 소리치료를 병행하면 이명신호가 줄어들고 대뇌에서 인식이 약화되며 심리적 불안감과 불면증이 사라진다.

〈이명 치료 케이스 2〉

52세 여성의 이명 치료

- 첫 내원일: 2012년 6월 15일
- 증상: 귀에서 소리가 나고 왼쪽 귀가 막혀 있는 느낌, 좌측에서 한 달 전부터 24시간 이명, 약간 일자목
- 이전 치료 내역: 모 대학병원에서 검사 후 혈액순환 약 먹음.
- 치료기간: 2012년 6월 15일~2012년 9월 10일
- 빙빙한의원의 치료 내용: 카이로프랙틱 교정치료, 약침치료, 베라르 청각치료, 레이저 치료, 이명치료음원(BB사운드) 제공, 한약, 영양제(와우 플러스, 오메가 큐)

- 첫 청력검사 결과(2012년 6월 15일)

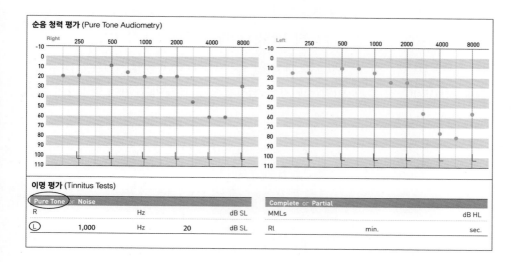

- THI(이명장애지수) 점수 F(기능적): 22, C(재앙화): 4, E(감정적): 24, 총점: 50
- 주관적 이명 정도: 10, 청각과민 정도: 0

· 1회 치료(6/22) 전 후기: 호전이 없습니다. 좌측 이명이 하루 종일 들리고 귀가 막힌 느낌이 듭니다.

· 2회 치료(6/27) 전 후기: 소리와 먹먹한 부분에 약간 적응이 된 것 같습니다.

· 3회 치료(7/3) 전 후기: 생활에 불편 없이 적응되어 가고 있습니다. 가끔씩 먹먹함이 답답합니다.

· 4회 치료(7/18) 전 후기: 소리에 적응이 된 건지, 소리가 작아진 건지 신경은 덜 쓰입니다. 소리가 계속 나는 점이 불편합니다.

· 5회 치료(7/26) 전 후기: 소리가 작아진 것 같습니다. 생활에 적응이 많이 되고 있습니다. 아침에 일어나면 이명 소리가 크게 납니다.

· 6회 치료(8/1) 전 후기: 소리가 적게 나고 먹먹함이 약간 있습니다.

· 7회 치료(8/8) 전 후기: 평상시에는 이명을 느끼지 않습니다. 아침에 일어나면 이명 소리가 납니다.

· 8회 치료(8/17) 전 후기: 생활하는 데 이명을 거의 느끼지 않습니다. 아침의 이명도 호전되었습니다. 왼쪽 귀가 약간 먹먹합니다. 이명 소리가 약간 납니다.

· 9회 치료(8/31) 전 후기: 가만히 있을 때만 이명 소리가 들립니다. 약간 귀가 먹먹합니다.

· 10회 치료(9/10) 전 후기: 이명 소리가 느껴지지 않을 정도이고 귀에 먹먹함이 약간 있습니다.

· 마지막 청력검사 결과(2012년 9월 10일)

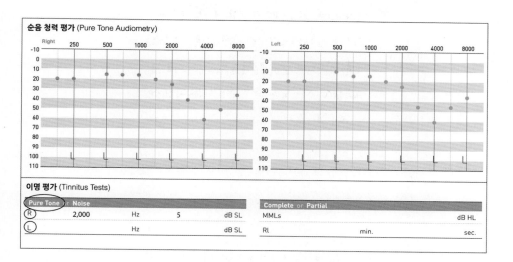

· THI(이명장애지수) 점수 F(기능적): 0, C(재앙화): 0, E(감정적): 2, 총점: 2

· 주관적 이명 정도: 2, 청각과민 정도: 0

· 최종 THI 변화 지수 F: 22 감소, C: 4 감소, E: 22 감소, 총점: 48점 감소

· 주관적 이명 정도: 8 감소

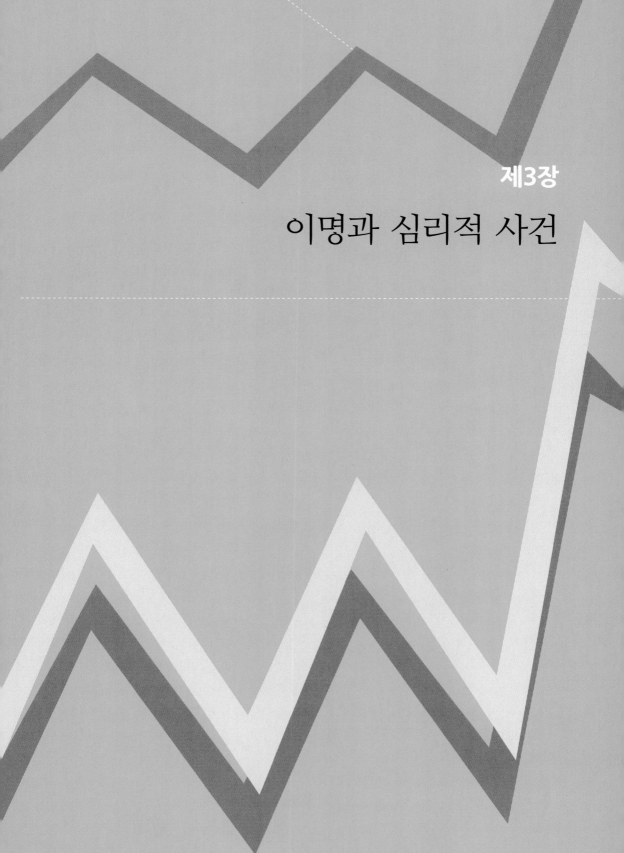

제3장

이명과 심리적 사건

1. 한밤중 어두운 거리에서

1995년 미국 댈러스에 유학을 가서 처음으로 타 주 세미나를 듣게 되었다. 한 번도 비행기를 타고 다른 주의 주말 세미나를 들어본 적이 없어서 비행기와 렌터카, 호텔 예약이 서툴렀고 불안했다. 샌프란시스코대학에서 있었던 컨퍼런스였는데, 아주 싼 호텔방을 빌리려다 보니 인터넷으로 다운타운의 허름한 호텔을 예약하게 되었다.

난생 처음 샌프란시스코 공항에 도착해서 안 되는 영어로 차를 빌리고 간신히 다운타운 호텔을 찾았다. 늦은 밤에 아주 무서운 동네에다 온갖 험상궂은 미국인들이 왜 그리 길거리에 서 있는지 낯설고 무섭기만 했다. 주차장 또한 호텔에서 상당히 먼 곳에 위치해 있어서 주차하고 호텔 정문까지 걸어갈 생각을 하니 끔찍했다.

주차장도 만원이라서 길거리에 세울 수도 없고 아주 난감했다. 결국엔 아주 비싼 동네인 일본타운으로 가 값비싼 호텔에서 부득이 하룻밤을 보내게 되었다. 역시나 길거리엔 험상궂은 사람들이 있었는데, 그 사람들의 눈빛, 목소리, 기침소리, 사소한 동작이 모두 어둠속에서도 잘 느껴지고 들렸다. 사람이 긴장하고 불안에 떨면 사소한 일조차도 모두 오감을 통해서 중추신경계를 심하게 자극하기 때문에 아주 작은 일도 크게 느껴진다.

이명 또한 마찬가지다. 이명이 생기면 청각신경계가 모두 과긴장하고 흥분하게 되면서 사소한 소리에도 지나친 반응을 한다. 왜냐하면 나를 위협하고 긴장시키며 불안에 떨게 하는 외부의 공포 대상으로부터 무의식적으로 나의 생명과 육체를 보호해주는 감정세계가 우리 인간에겐 있기 때문이다.

2. 점진적인 습관화 물들이기

민감한 피부를 갖고 있는 당신이 뜨거운 태양이 내리쬐는 해변에 가서 해수욕을 즐긴다고 하자. 갑자기 피부를 태우고 바닷가에서 놀면 당신의 피부는 금방 심하게 탈

것이다. 심지어 일사병도 온다.

그러나 선크림을 바르고, 타월을 걸치며, 모자를 쓰고, 선글라스를 끼면서 천천히 점진적으로 햇빛에 노출시키면 아무런 문제가 없다. 이런 것이 습관이 될 경우에 나중엔 조금만 노력을 기울이면 햇빛에 더욱 노출되더라도 절대 피부에 무리가 오지 않는다. 갈수록 햇빛에 피부가 무디어지면서 적응력이 생기는 것이다.

이명 또한 마찬가지다. 갑작스런 큰소리에 노출되면 이명이 생기고 이명 소리가 더욱 커진다. 그렇다고 귀를 막고 다니면 어느 순간에 조그만 소리에도 역시 크게 놀라면서 이명을 느낀다.

적절히 소리를 듣되 갑작스레 심하게만 큰 소음에 노출되지 않는다면 청각은 건강하게 적응력이 생기고 어떤 외부의 소리도 이겨낼 수 있어 이명을 느끼지 않는다.

3. 반복되는 평범한 소리도 짜증과 불안을 일으킨다

우리 집 강아지를 놀리고 발로 차는 장난꾸러기 아래층 아이가 흥얼거리며 노래 부르는 소리가 계속 들려오면 별로 기분이 좋을 리 없고 짜증이 나기 시작하면서 쉽게 화가 나고 흥분한다. 별로 큰소리가 아닌 데도 감정을 상하게 하면서 부정적 정서를 일으키게 된다.

이명 소리 또한 처음엔 별거 아니고 조용한 소리인 데도 반복되고 짜증을 일으키게 되면, 그때는 눈덩이처럼 커져서 크나큰 이명 소리가 되어 불안과 공포를 조장하기도 한다.

4. 무서운 습관화 현상들

아침에 일어나자마자 늘 시계를 차고 목걸이와 귀걸이를 하던 사람이 갑자기 이런 행위를 못하게 되면 어떻게 될까? 굉장히 불안하고 뭔가 빠진 느낌 등의 부정적 정서가 생길 것이다.

나처럼 아무것도 걸치지 않는 사람에게 갑자기 시계, 목걸이, 귀걸이를 차라고 해서 찬다면? 하루 종일 식은땀을 흘릴 것이다. 습관화가 안 되어 있기 때문이다.

이런 것을 극복하려면 어떻게 하면 될까? 하나씩 조금씩 서서히 걸치는 연습을 오랫동안 하게 되면 어느새 자연스런 습관이 되어 있을 것이다. 습관은 긍정으로 갈 건가, 부정으로 갈 건가에 따라서 많은 결과를 만들어낸다.

지상철을 없애고 지하철로만 다니도록 브루클린 기차를 변경하였더니 며칠 동안 경찰이 항의 전화를 빗발치듯 받았다. 지상철 기차가 다니던 기찻길 옆 주민들이 숙면을 못하고 중간에 자꾸만 잠을 깬다면서. 이미 새벽 시간에 브루클린 기차가 달리면서 소리를 내줘야 계속 숙면할 수 있는 익숙함에 젖었던 주민들이 갑자기 그 시간대에 소리가 안 나니까 더욱 신경이 흥분하면서 잠을 깨고야 만 것이다.

5. 새로운 소리는 언제나 긴장하고 모니터링하게 한다

오래된 냉장고를 처분하고 새로운 냉장고를 샀는데, 냉장고 소리가 요란하고 귀에 계속 거슬려서 AS를 받았는데도 여전히 소리가 거슬렸다. 도저히 안 되서 냉장고 판매처를 방문해 구 냉장고와 신형 냉장고의 소리를 비교했더니 신형 냉장고의 소리가 더 작게 들리는 것이 아닌가? 늦게나마 별 차이가 없음을 깨닫게 되어 집에 와서 냉장고 소리를 들어보니 그다지 귀에 거슬리지 않았고 며칠이 지나자 아무런 소리가 나지 않았다.

6. 지속적으로 배우고 훈련하면 이명은 사라진다

초보 운전자가 차를 운전할 때는 할 일이 너무 많다. 앞도 봐야지, 뒤도 봐야지, 옆도 봐야지, 브레이크를 밟아야지, 깜박등을 켜야지, 밤에는 라이트를 켜야지, 비가 오면 와이퍼를 작동해야지 등등 이루 말할 수가 없다.

훈련이 돼서 자신감이 생기면 음악도 듣고, 한손으로 핸들을 다루고, 옆 사람과 얘기도 하고, 전화도 하면서 운전이 즐거워진다. 그런데 운전석이 우측에 있는 오스트레일리아에 가서 운전하려면 역시 다시 많은 연습을 해야만 숙달이 가능하다.

이명치료도 마찬가지다. 이명치료를 위한 음원을 듣게 되면 성가시고 신경이 많이 쓰이면서 처음엔 소리가 더욱 크게 들리는 불편함도 있다. 하지만 천천히 지속적으로 조금씩 연습하고 노력하다 보면 어느새 소리치료가 편안함을 주면서 귀 속에서 들리는 이명 소리가 서서히 짜증을 일으키지 않고 그 소리 크기가 준다. 나중에는 자동차를 운전한다는 느낌 없이 운전하듯이 이명 소리 자체가 없는 듯 하면서 결국엔 이명이 없어진다.

인도 북부 어느 지역에서는 실제로 이명이 오면 그 사람이 신의 계시를 받은 것으로 생각하고 축복 속에서 마을 사람들이 축제를 벌인다고 한다. 그 민족에게 이명은 소음과 불안, 짜증의 원인이 되는 것이 아니라 감사와 축복의 상징이 되는 것이다. 따라서 이명은 긍정적인 마인드를 불러일으키면서 오히려 서서히 사라지게 된다.

이명으로 장기간 문제를 갖게 되는 환자들의 성격을 보면 대부분 스트레스가 많고 민감하며 스트레스에 상처를 잘 받는 스타일이다. 불안한 마음에 이명이 안 없어지면 어떻게 하나 걱정을 심하게 하는데, 이러한 초기 현상은 병을 더욱 키운다. 그냥 내버려두면 없어지는 것을 병을 키우는 것이다. Let It Be!

제4장

이명의 원인

1. 이명의 원리: 신경·생리적 원인

달팽이관의 역할을 다시 한 번 복습해보자.

달팽이관에는 각각 1만6000개 정도의 털세포(hair cell)가 있는데, 털세포는 바깥털세포(outer hair cell, OHC)와 안쪽털세포(inner hair cell, IHC)로 나뉘어져 있다. 안쪽털세포보다 3배 많은 바깥털세포는 약하고 부드러운 소리의 진동을 기계적으로 크게 해주는 확성기 역할을 하고 확대한 진동을 안쪽털세포에 전달해준다. 그러면 안쪽털세포가 이러한 진동을 중추 청각경로를 통해 소리정보로 청각뇌에 전달하는 과정을 거쳐 우리가 소리를 듣게 된다.

이명은 정상적으로 소리정보를 전달해야 할 털세포가 제대로 기능하지 못해 생기는 증상이다. 특히 바깥털세포는 세포막이 약하기 때문에 외부의 자극에 민감하여 쉽게 손상을 입고 한번 손상되면 재생이 잘 되지 않는다. 예외적으로 큰소리나 스트레스에 손상을 받은 경우 며칠 내로 재생되기도 하나, 그밖의 경우에는 재생이 거의 안 되는 것으로 알려져 있다.

털세포가 손상되는 원인은 큰 소음, 항생제와 같은 약물, 중금속이나 환경 유해물질, 독소나 노폐물, 염증, 노화현상 등으로 매우 다양하다. 이 같은 자극이 주어지면 가장 먼저 바깥털세포가 타격을 입는다. 다행히 청각뇌로 소리를 전달해주는 역할의 95% 이상은 안쪽털세포가 담당하고 있기 때문에 바깥털세포가 아무리 많이 손상을 받아도 소리를 듣는 데 크게 문제가 되지는 않는다.

만약 바깥털세포가 완전히 손상을 받았다고 해도 50데시벨 크기 정도의 난청만 올 뿐 다른 소리를 듣는 데는 문제가 없다. 또한 바깥털세포는 30%가 손상될 때까지 청력에 영향을 미치지 않기 때문에 30% 이상 손상되지 않고는 청력검사를 해도 정상 청력을 보인다.

하지만 안쪽털세포가 완전하게 손상을 받으면 (바깥털세포의 상태와 무관하게) 전혀 들을 수 없게 된다.

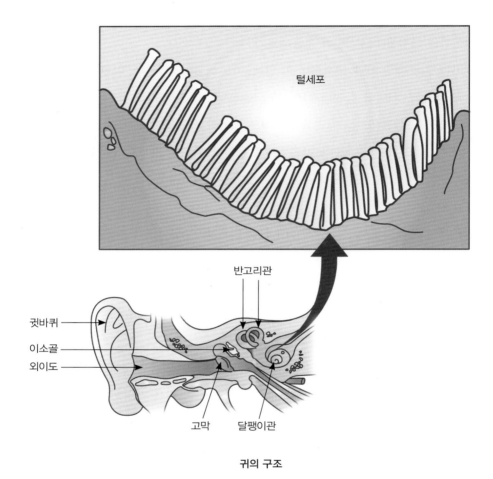

귀의 구조

　귀로 들어온 소리는 고막을 진동시킨 뒤 귀 속뼈와 막을 지나 달팽이관의 털세포에 다다르고, 털세포가 이 소리를 청신경으로 전달한다. 털세포는 모기만 한 목소리부터 제트기의 엄청난 굉음까지 감지할 수 있는 '슈퍼 소리센서'다.

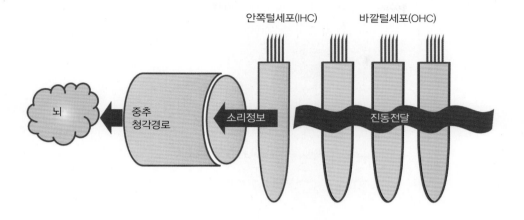

소리의 전달과정: 달팽이관→청각 대뇌피질

61

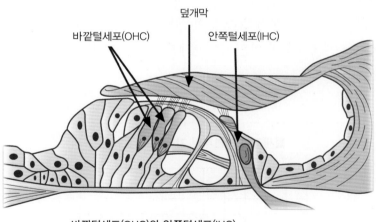

바깥털세포(OHC)와 안쪽털세포(IHC)

(1) 털세포의 손상은 왜 일어나는가?

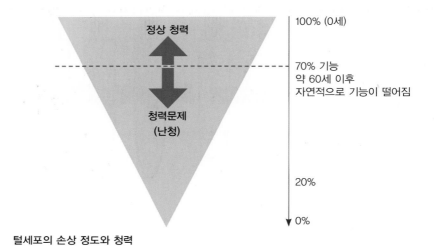

털세포의 손상 정도와 청력

우선 자연적인 노화가 있다. 우리는 태어날 때부터 털세포를 부분적으로 잃게 되는데, 1년에 0.5%가 손실된다. 다른 원인 없이 노화만 놓고 본다면 60세가 될 때까지 70%를 유지하기 때문에 청력손실은 오지 않는다. 하지만 큰 소음, 약물독성, 바이러스 감염, 자가면역질환, 심한 스트레스 등이 있을 경우 털세포가 손상을 받아 이명과 청력이 떨어지는 문제가 나타나게 된다.

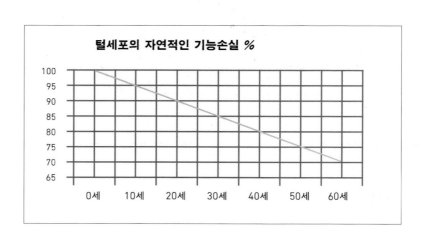

털세포가 손상되는 과정은 달팽이관 내의 고음에서부터 먼저 시작되고 나중에 저음으로 진행되는 특징을 보인다.

바깥털세포는 안쪽털세포보다 3배나 더 많지만 청각신경으로 소리정보를 보내는 것은 95% 이상이 안쪽털세포를 통한다. 이 때문에 바깥털세포가 건강하다 해도 안쪽털세포가 모두 손상을 받으면 완전한 난청이 온다. 만일 바깥털세포만 완전히 손상을 받으면 50데시벨부터 전체적으로 난청이 온다.

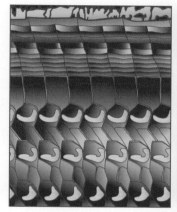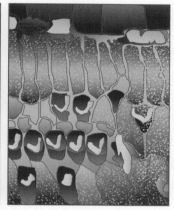

정상적인 바깥털세포   손상된 바깥털세포

반대로 안쪽털세포가 정상이어도 바깥털세포가 아주 사소한 부분이라도 손상을 받으면 이명이 올 수 있다. 하지만 이 경우 청력감소는 없다. 따라서 청력은 정상이면서 이명이 오게 되는 경우는 바깥털세포의 손상이고, 청력도 약하고 이명도 있으면 바깥 및 안쪽털세포 모두 손상이 있을 가능성이 높다.

(2) 털세포의 손상은 왜 이명을 불러오나?

이명은 환상지감각(phantom limb sensation)의 원리로 쉽게 설명할 수 있다. 환상지감각이란 마치 팔이 없는 사람이 뇌에서는 팔에 통증을 느끼는 것인데, 이명도 이와 비슷하다.

63

달팽이관의 신경세포, 특히 바깥털세포의 기능이 떨어지면 뇌줄기에 있는 등쪽달팽이핵(dorsal cochlear nucleus)을 적절히 억제해주지 못하므로 안쪽털세포가 과잉흥분하여 아주 작은 소리도 과민하게 전달한다. 이와 함께 청각뇌는 떨어진 털세포의 기능을 만회하여 달팽이관을 통한 청각신경 정보를 더 잘 전달받기 위해 과잉 흥분한다. 따라서 소리정보에 예민해져서 본래보다 더 큰 강도의 소리를 듣게 되거나 본래 없는 소리를 들리는 것처럼 착각하게 되는데, 이러한 것들을 이명이라 한다.

2. 이명의 원인 분류

이명의 원인은 어릴 때 중이염이나 외이도염을 앓은 경우가 아니라면 사격장에서의 소리, 이어폰 음악소리, 노래방 소리 등의 큰소리가 많은 영향을 미친다. 두경부 외상과 턱관절장애, 만성 스트레스, 과로 및 불면증 또한 원인이 된다.

스트레스가 많은 경우는 교감신경을 흥분시키면서 자율신경의 불균형을 초래하기 때문에(자율신경실조증) 이명의 원인이 된다. 이와 함께 속귀에 해로운 약물(항생제, 아스피린, 신경안정제 등)이나 중금속, 몸에 해로운 음식들(짠 음식, 카페인, 술, 담배 등)도 이명의 중요한 원인 중 한 가지라고 봐야 한다.

이명과 함께 어지럼증, 얼굴 감각이상이 오는 경우라면 소뇌교각부나 청신경 종양도 의심해봐야 하며, 이 경우엔 MRI 검사가 필요하다. 이명을 위한 검사로는 표준순음/어음청력검사와 전기와우도검사, 이음향방사검사, 뇌간유발전위 청력검사, 경동맥초음파, MRI 등이 있다.

(1) 구조의 문제: 체성감각 이명

머리나 목을 다치거나 교통사고가 난 경험, 평소 뒷목이 당기거나 두통, 어깨통증이 있으며 턱관절에서 소리가 나거나 턱이 불편한 경우, 일자목 등으로 자세가 좋지 않고 잠잘 때 이를 간 적이 있는 경우에 이명의 원인이 될 수 있다. 이러한 경우로 인한 이명을 체성감각 이명(somatic tinnitus)이라고 한다.

이명 환자의 80%가 턱을 움직이고 고개를 어느 한 방향으로 움직일 때 이명이 일시적으로 없어지거나 더욱 심해진다는 보고들이 있다. 이명이 원래 없는 사람들도 턱관절이나 상부 경추의 근육에 아주 강하고 빠른 힘을 주게 되면 마치 교통사고 후에 목과 턱을 다친 사람들처럼 나중에 이명이 발병할 가능성도 있다.

다른 사례로 치과에서 좌측 어금니 임플란트 치료 후에 좌측 치아로 음식물을 씹지 못했고 결국 좌측 귀에서 이명이 들렸다는 경우도 있다. 좌측의 턱관절과 목 근육(흉쇄유돌근)에 문제가 있었기 때문에 청각신경에 영향을 미친 것이다.

척수와 연결된 뇌줄기는 우리 몸의 청각정보, 시각정보, 감각정보, 운동정보 등을 전달하는 신경들이 모이고 나가는 교차로이자 연결통로가 된다. 좁은 뇌줄기 안에서 수많은 신경들이 교차하기 때문에 이 신경경로들은 서로 영향을 주고받게 되는데, 특히 턱관절과 경추 등에 문제가 생기면 근접한 청각신경 경로에도 영향을 미치게 된다.

얼굴과 턱관절에 있는 감각신경인 삼차신경절과 뒷목 경추 부위 후근신경절의 불균형과 긴장은 신경계에 과부하를 가져와서 근접한 청각신경을 지나치게 흥분시키며 뇌신경전달물질의 분비에도 영향을 미쳐 등쪽달팽이핵을 적절히 제어하지 못한다. 그래서 흥분되고 이상 항진된 청각신경은 실제로 없거나 부풀려진 소리정보를 뇌에 전달하여 이명을 듣게 하는 것이다.

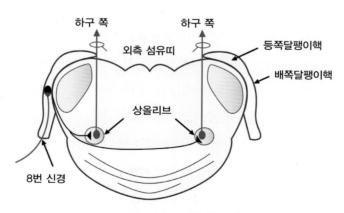

등쪽달팽이핵: 숨뇌의 가장자리 뒤쪽에 위치한다.

턱관절 내의 디스크가 탈출되어 오는 턱관절장애는 이명보다는 통증과 전신적 증상을 유발하는 반면에 턱관절을 움직이는 주변 근육조직의 불균형은 이명을 유발할 가능성을 더욱 높인다. 이명이 생겼다 없어졌다 하는 경우라면 반드시 턱관절 교정장치를 통해서 해결해야 한다.

턱관절증이 있는 환자	
이명 없다	이명 있다
근육질환 이명 없으면 주로 관절질환이 많다 경추문제	이명 있으면 근육질환이 큰 영향있다 관절질환 경추문제

이명이 있는 환자	
턱관절증이 없다	턱관절증이 있다
심각하고 항상 이명이 있다	이명이 있다 없다 한다

목과 머리, 턱관절을 적절히 움직이고 자극을 주면 근육과 관절 속 구심성 신경들이 뇌줄기로 올라가서 등쪽달팽이핵을 흥분시키기도 하고 억제하기도 하는데, 억제성 작용이 더욱 많다는 동물연구가 있다.

따라서 이명을 등쪽달팽이핵의 이상항진으로 인한 청각신경계의 이상흥분 현상에서 오는 것으로 본다면, 역시 적절히 제어해줘야 하는 목과 두개골, 턱관절의 체성감각기능이 제 역할을 못할 때 이명이 올 수 있음을 알 수 있다.

그래서 턱관절 치료, 적절한 카이로프랙틱 교정치료, 두개골 교정치료 등은 이명 환자에게 반드시 시행해야 하는 필수적인 치료라고 볼 수 있는 것이다.

(2) 영양의 문제

털세포는 체내 독소의 영향을 많이 받는데, 털세포에 영향을 미치는 약물로는 항생제나 아스피린, 이뇨제, 항암제 등이 있다. 이 외에도 살리실산염, 아미노글리코사이드 계열 항생제(스트렙토마이신, 겐타마이신, 네오마이신 등), 퀴니딘, 인도메타신, 프로프라놀롤, L도파, 카바마제핀, 아미노필린, 루프이뇨제 등이 이명을 유발한다.

이와 함께 환경 유해물질, 즉 MSG와 같은 음식물 첨가제, 수은, 납, 자일린 등이 이명을 유발한다는 연구들이 있다.

또한 몸 안에 아연이 결핍되면 이명이 생긴다. 아연은 생체 내 300가지 이상 되는 효소의 조효소로, 인슐린과 핵산의 합성이나 단백질의 대사와 합성, 면역작용에 관여하는 필수 미량원소로서 면역력을 강화하고 신경세포의 상처를 치유 및 회복시키는 데 필수적이다.

우리가 스트레스를 받으면 아연이 많이 부족해지며, 아연은 모낭을 보호하는 역할을 하기 때문에 부족해지면 탈모가 생긴다. 털세포도 영어로는 hair cell이라고 하여 머리카락과 같기 때문에 아연은 털세포를 보호해주는 작용을 함께 한다. 이와 동시에 아연은 뇌에 가장 많이 존재하면서 뇌신경세포를 보호해주며, 특히 달팽이관 내에서 가장 중요한 항산화기능 성분인 구리/아연 SOD의 핵심이기 때문에 활성산소로부터 달팽이관을 보호해주는 필수적인 보호자 역할을 한다.

달팽이관 내에서는 활발한 대사활동의 결과로 활성산소-ROS(Reactive Oxygen Species)가 많이 발생하기 때문에 달팽이관은 쉽게 퇴행성 변화(노화)를 겪게 되는데, 이때 아연과 같은 강력한 항산화제가 부족하면 난청이나 이명과 같은 증상이 나타날수 있다. 또한 아연은 달팽이관 내의 신경전달물질 수용체, 즉 NMDA 수용체와 가바수용체의 활동을 적절히 보호해주므로 아연 부족은 이러한 글루타메이트와 가바의 불균형을 초래하여 이명의 원인이 되기도 한다.

67

(3) 한의학적 문제

이명의 원인으로 한의학적 문제를 살펴보면 다음과 같다.

① 담울결이명: 체내에 독소나 노폐물이 쌓이면서 해독이 되지 않는 경우에 뇌의 기혈순환에 정체가 오면서 청각신경의 기능을 억제하게 되는 현상이 일어난다. 귀에서 매미 우는 소리가 끊임없이 나고 바람소리가 나면서 어지럽고 가슴이 답답하며 대소변이 시원치 않다.

② 간화이명: 급성 스트레스가 누적되면 감정뇌가 흥분되기 때문에 자율신경실조증이 생기면서 간 기능이 흥분되고 화병이 생기므로 심장이 빨리 뛰고 입이 마르며 눈이 충혈되면서 귀울림 소리가 들리게 된다. 귀에서 파도소리가 나고 신경 쓰거나 화날 때 심해지며 머리가 아프고 어지럽고 얼굴이 붉어지면서 목이 마른다.

③ 신허이명: 만성 스트레스로 인해서 부신기능이 약해지면 만성 피로와 함께 귀에서 매미가 우는 듯한 소리가 나면서 불면증과 불안증이 오고 허리와 무릎에 통증이 나타난다. 밤에 더 심해지는 경향이 있다.

④ 비위허약이명: 전정신경의 기능이 어릴 때부터 약한 체질인 경우에 어릴 때 멀미를 하고 밥맛이 없으며 소화가 안 되고 비위가 허약하다는 소리를 많이 듣는다. 사실은 전정기관과 달팽이관의 기능저하증으로 인해서 소화기능이 약해진 경우라고 볼 수 있다. 소화가 안 되고 속이 더부룩하면 더욱 이명이 심해지고, 어지러우며, 기운이 없고, 음식을 많이 먹지 못하며, 얼굴이 누르스름한 특징을 보인다.

(4) 심리적 문제

심리적 문제는 이명의 원인이자 동시에 이명의 결과이기도 하다. 이 두 가지는 서로 영향을 주고받기 때문에 소홀히 할 수 없는 부분이며, 반드시 치료해야 재발을 막을 수 있다.

이명은 SPADE, 즉 Stress(스트레스), Panic(공황장애), Anxiety(불안증), Depression(우울증), Emotional Challenges(심리적 문제)와 밀접한 관계를 갖고 있다.

① 이명이 있는 환자는 언젠가 우울증이 온다.

② 이명 환자의 78%는 과거 우울증 경험이 있다.

③ 이명 환자의 60%는 현재 우울증을 갖고 있다.

④ 우울증과 이명이 있는 환자는 건강한 사람에 비해 3배 이상 질병을 가질 확률이 높다.

⑤ 이명과 우울증을 해결하려고 검색하고 진료받는 사람은 치료가 될 가능성이 그렇지 않은 경우보다 월등히 높다.

⑥ 우울증이 좋아지면 이명도 좋아질 확률이 높다.

방 안에 시끄러운 시계를 새로 사다 놓으면 처음엔 시계 소리가 거슬리지만 시간이 지나면서 익숙해지고 그다지 거슬리지 않게 된다. 새로운 사람이 그 방에 들어오면 시계 소리를 시끄럽다고 느끼지만 그 방에서 생활하던 사람은 시끄러움을 느끼지 못한다. 이것을 뇌의 습관화 작용이라고 한다. 이명 소리 또한 이런 시계 소리처럼 건강한 뇌를 갖고 있고 식습관과 생활습관이 올바르면 그 소리가 크게 느껴지지 않고 사라지게 되어 있다. 뇌가 이러한 이명 소리에 귀를 기울이지 않기 때문인데, 이명 소리가 사라지기도 하고 존재하지만 불편하지 않은 것이다.

하지만 이명 소리가 한번 신경이 쓰이기 시작하면 짜증이 나고 거슬리는 악순환에 빠져들게 된다. 최초의 미약한 이명 소리가 환자를 긴장하게 하고 스트레스를 주며 걱정하게 만들면, 청각뇌 시스템은 총동원되어 신경이 흥분되면서 이명 소리가 더욱 커지고 커진 이명 소리는 더욱 환자를 불안하게 하면서 불면과 두통이나 어지럼증까지도 유발한다. 이와 함께 스트레스로 인한 부신기능저하와 감정뇌의 기능부조화는 달팽이관 내의 바깥털세포에 상처를 주고 동시에 편도체와 시상하부가 지나치게 흥분되면서 이명이 오게 된다.

(5) 신경학적 문제

바깥털세포의 기능저하는 등쪽달팽이핵과 청각뇌의 지나친 활성화를 야기하여 이명을 유발하는데, 주요 신경학적 문제로는 다음과 같은 것들이 있다.

(가) 전음성 난청 및 감각신경성 난청과 이명의 원인

전음성 난청은 소리가 전달되는 경로에서 오는 난청이고 감각신경성 난청은 소리를 감지하는 신경에서 오는 난청이다.

장기적으로 기계 소리 같은 소리에 노출되거나 면역력이 떨어진 사람들 또는 청각이 원래 과민한 사람들이 사격장이나 노래방 등의 큰소리에 갑자기 노출될 경우, 전화 통화를 오래하는 경우와 아이팟이나 엠피3 같은 음악을 이어폰이나 헤드폰으로 장시간 크게 듣는 경우에 언젠가 청력손실이 발생하면서 이명이 온다.

만성 중이염으로 고막과 중이의 기능이 떨어져도 이명이 온다. 이관이 너무 닫혀 있거나 또는 갑작스런 체중 감소로 인해서 이관이 열려 있으면 귀 안이 먹먹해지고 통증을 느끼면서 귀 속이 꽉 찬 느낌이 들기도 하고 자신의 목소리가 좀 더 크게 들리기도 한다.

달팽이관 내의 염증과 자가면역질환이 있는 경우에도 난청과 함께 이명이 쉽게 온다. 중이와 달팽이관을 연결해주는 이소골 등의 이경화증이 있어도 이명이 오기 십상이다.

(나) 메니에르병의 원인과 환자 사례

메니에르병(Meniere's disease)의 원인에 대한 기존의 5가지 설명을 보자.

① 달팽이관 내림프 시스템의 어느 부위에서 수직적 흐름이 막히게 되는 이유는 림프관에 섬유증(fibrosis)이 생겼거나 구형낭이나 달팽이관 내의 세포막이 부어서 흐름이 정체되기 때문이다.

② 부풀은 내림프관 시스템에 압력이 쌓이면 라이스너막이 파열되어 내림프액과 외림

프액이 섞이면서 문제가 오기 시작한다.

③ 외림프액에 있는 칼륨이 내림프관으로 들어오면 감각 털세포에 손상을 입히면서 메니에르 증상들이 나타나게 된다.

④ 내림프의 높은 압력이 이완되면 라이스너막이 치유되면서 다시 달팽이액의 항상성이 정상으로 돌아온다.

⑤ 라이스너막이 파열되었다가 다시 회복되는 반복과정을 통해서 메니에르병의 증상이 심해졌다 덜해졌다 한다.

달팽이관 내의 림프관이 부어서 오는 내림프수종은 메니에르와 동일시되고 있으나, 사실 내림프수종은 메니에르병이 아니다. 왜냐하면 내림프수종이지만 메니에르 증상이 전혀 없는 경우도 많기 때문이다.

내림프관의 섬유증이 내림프의 흐름을 막아서 수종이 생긴다는 이론 또한 실제로 최근 논문을 보면 메니에르가 있든 없든 별 상관없는 영향력을 갖고 있다.

수직적인 내림프의 흐름이 막혀서 붓게 된다는 이론 역시 진실이 아니다. 외림프와 내림프의 상호작용을 통해서 달팽이관 내의 수액 볼륨이 조절되는데, 나선인대(spiral ligament)와 혈관조(stria vascularis)를 통해서 달팽이관의 가운데층(scala media)으로 다시 돌아간다.

달팽이관의 내압이 높아져서 라이스너막이 파열된다는 이유도 충분한 과학적 뒷받침은 없다. 마찬가지로 칼륨이 내림프관으로 들어가서 코르티기관을 파괴한다는 것 또한 아직 정설이 아니다. 메니에르병의 원인에 대한 기존의 설명들은 모두 하나의 가설에 불과하다는 점을 우선 이해하자.

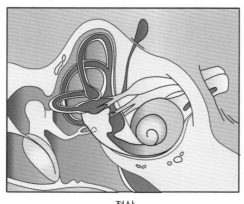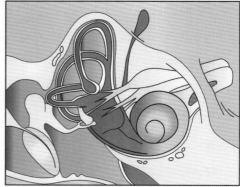

정상　　　　　　　　　　　　메니에르병

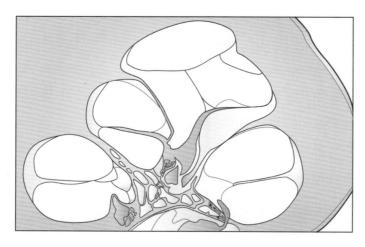

메니에르병

내림프관의 팽창으로 달팽이관 내압이 높아진 것이 메니에르병이다.

　메니에르병에서는 난청과 이명, 어지럼증, 귀충만감 등과 함께 발작적으로 심하게 오는 어지럼증 발작이 있다. 귀가 먹먹하고 꽉 찬 느낌이며 어지럼증이 한쪽 방향으로 느껴지고 심했다 덜했다를 반복한다.

〈이명 치료 케이스 3〉

28세 여성 메니에르 환자의 증상과 호전

- 첫 내원일: 2011년 4월 25일
- 증상: 이명현상(귀가 먹먹한 느낌), 어지럼증과 구역 증상(처음엔 있었지만 지금은 많이 느껴지지 않음), 두통, 멀미, 어깨결림. 2010년 9월 말에 '삑' 소리 들림. 2010년 12월 중순에 어지럼을 동반한 이명 증상이 나타났고, 심한 몸살에다 뒷목이 뻣뻣하고 어깨결림이 심하며 조금만 움직여도 많이 피곤함.
- 어지럼 척도 설문지 점수(DHI): P(12), F(10), E(2) = 24
- 이명 척도 설문지 점수(THI): F(10), C(0), E(8) = 18
- 치료기간: 2011년 4월 25일~2012년 5월 17일
- 빙빙한의원의 치료 내용: 카이로프랙틱 교정치료, BB사운드 치료, 한약, 영양제(와우 플러스, 오메가 큐)

- 첫 청력검사 결과(2011년 4월 25일)

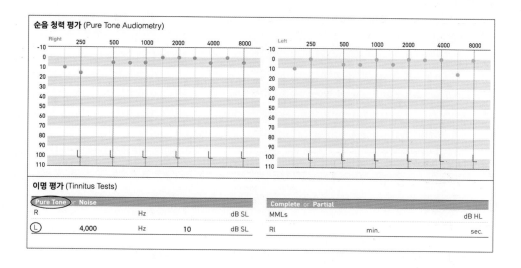

· 4개월 후 청력검사 결과(2011년 8월 25일)

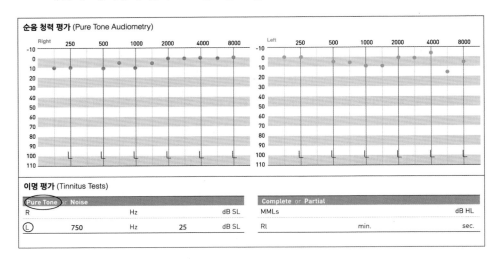

· 증상: 미약한 귀충만감, 구토. 어깨 및 뒷목이 뻑뻑하였고 이명이 매우 심했음. 이후 어지럼증이 매우 심했음.

· 7개월 후 청력검사 결과(2011년 11월 17일)

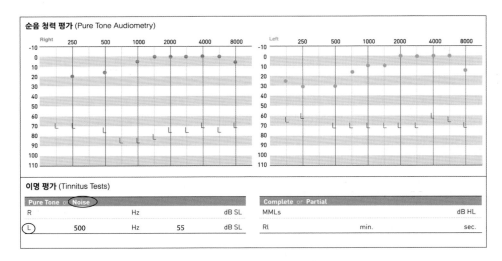

· 증상: 이명현상은 일정하지 않고 좋았다 안 좋았다가 컨디션에 따라 다름. 어지럼 증은 중심을 잡기가 힘들 정도로 오는 경우가 있음(주로 오전에 심함). 불규칙적이지만 어지럼증과 이명이 나아지고 있음.

· 8개월 후 청력검사 결과(2011년 12월 15일)

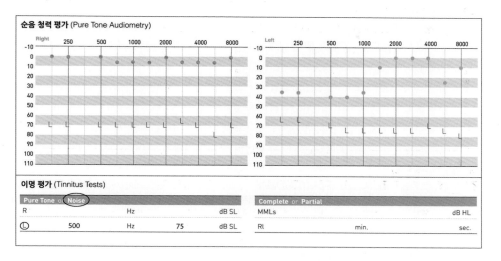

· 증상: 이명 40% → 30%. 어지럼증은 멀미 증상 정도로만 지속되고 있음.

· 9개월 후 청력검사 결과(2012년 1월 18일)

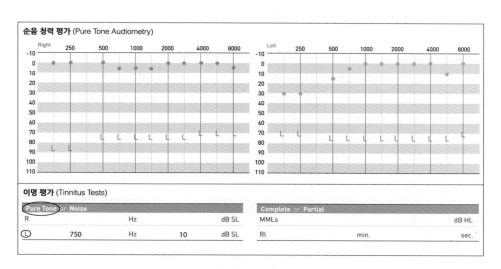

· 증상: 어지럼증은 멀미 증상처럼 10%로 한 달간 2~3일. 이명은 5% 내외로 거의 없음.

· 11개월 후 청력검사 결과(2012년 3월 15일)

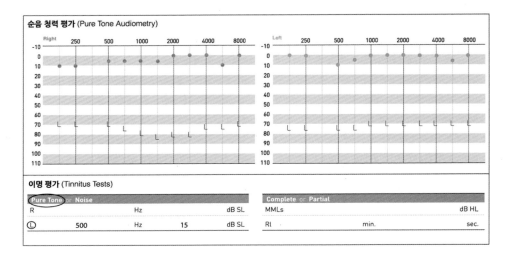

· 증상: 피곤하고 수면부족일 경우 이명 증상이 5% 이하로 미세하게 나타나며, 한 달에 한 번 정도임. 어지럼증은 스트레스가 심할 때와 피곤할 때 나타나지만 생활에 지장은 없음.

· 13개월 후 청력검사 결과(2012년 5월 17일)

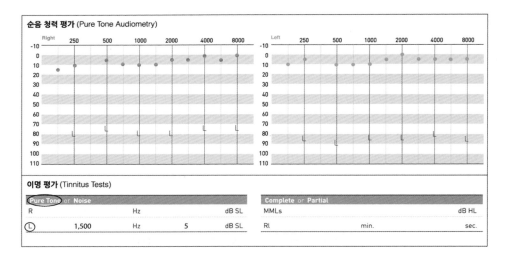

· 증상: 피곤할 때 잠들기 전에 이명이 아주 작은 소리로 들림. 어지럼증은 한 달에 한 번 느낄까 말까 한 정도임.

- 어지럼 척도 설문지 점수(DHI): P(4), F(4), E(0) = 8
- 이명 척도 설문지 점수(THI): F(2), C(0), E(0) = 2
- 최종 DHI 16점 감소, THI 16점 감소

(다) 소음성 난청

군대에서의 사격 소리, 시끄러운 환경, 이어폰으로 음악을 많이 듣는 경우로 인해 소음성 난청이 오는데, 이러한 소음에 따라 일시적으로 달팽이관 내의 털세포인 스테레오실리아(stereocilia)가 약해지고 피로해진다. 이때 몸의 상태가 건강하고 에너지가 활발한 사람들은 바로 털세포가 건강하게 정상으로 돌아오지만, 세포 내 미토콘드리아에서 생성되는 ATP-에너지 대사가 약한 사람들은 털세포가 지속적으로 약해지면서 빠지게 된다.

소음과 함께 턱관절의 통증이나 외상, 교통사고, 경추 통증, 일자목 등은 달팽이관 내의 활성산소를 증가시켜 코르티기관과 혈관조(stria vascularis)의 기능을 약화시킨다. 활성산소가 생기면 달팽이관 내로 충분한 혈액순환이 안 되고 세포내 칼슘 농도가 높아지면서 글루타메이트 독소 침착이 증가하여 달팽이관 세포들이 파괴된다. 활성산소를 제거하는 코엔자임큐10이나 아연, 글루타치온 등이 충분하면 예방이 가능하지만 그렇지 않을 때는 난청과 이명을 야기한다.

(라) 메니에르병의 진단 기준

미국 AAO-HNS가 마련한 메니에르병의 진단 기준을 보면 다음과 같다.

A. 증상과 증세

① 자발적이고 일시적으로 재발하는 어지럼증이 나타나는데, 최소 20분 이상 어지럽고 평형감각이 약하며 중심을 잘 못 잡기도 한다. 오심, 구역감이 있지만 의식은 명료하다.
② 눈동자의 떨림이 항상 수평적 직선 상태로 나타난다.

③ 청력이 저하된다.

④ 귀충만감이나 이명 혹은 둘 다 나타난다.

B. 분류

① 규명된 메니에르병: 조직병리학적 소견이 확실히 있는 경우

② 확실한 메니에르병: 난청, 이명 및 귀충만감과 함께 어지럼증이 2회 이상 확실히 일시적으로 나타나는 경우

③ 가능성이 높은 메니에르병: 단 한 번의 확실한 일시적 어지럼증과 함께 다른 증상이 있는 경우

④ 가능성이 있는 메니에르병: 확실한 어지럼증이 있지만 난청이나 불균형감은 없는 경우

(마) 청각과 관련된 메니에르 증상

메니에르병에서는 감각신경성 난청이 가장 흔하게 오는데, 저음과 저주파에서 청력이 대부분 떨어지다가 중음에서는 정상이다. 메니에르병이 만성화되면 고음과 고주파에서도 청력이 떨어진다. 따라서 메니에르 환자들은 초기에는 귀에서 웅웅거리는 소리가 들린다고 하다가 오래되면 웅 소리와 삐 소리가 왔다 갔다 한다고 한다. 어떤 분들은 그냥 삐 소리가 난다고도 한다.

청력감소는 메니에르병 환자의 50~70%에서 심했다 약했다 변화무쌍하다. 보통 5년 이상 오래된 메니에르가 되면 고정적인 난청으로 변동이 없지만, 처음 메니에르병이 온 환자들에서는 귀가 먹먹했다가 청력이 약해졌다가 다시 정상 청력으로 돌아오기도 하는 등 변화가 많다.

메니에르병의 또 다른 증상들 중 소리에 민감한 경우가 많다. 청각과민증을 호소하면서 이명이 자주 들리고 귀 속이 꽉 차 있는 압박감을 느낀다고 한다. 귀가 먹먹하다, 귀 속이 뻐근하다, 압박감이 있다 등등의 표현을 한다. 그 외에도 누가현상과 복청이 있다.

(바) 누가현상

누가현상은 영어로 'recruitment' 라고 표현한다. 달팽이관 내 털세포의 손상으로 인해 난청이 발생했을 때 청력손실의 역치가 증가하여도(청력이 나빠져도) 큰소리를 듣는 능력인 불쾌수준은 증가하지 않아서 작은 소리에서 큰소리 사이의 크기를 듣는 역동범위(dynamic range, DR)가 줄어드는 현상이다.

일반적으로 중도의 청력손실(60dBHL 내외)을 가진 난청인은 보통 크기의 대화음은 잘 듣지 못하지만, 가까이에서(귀에서 30cm 정도) 조금 큰소리로 이야기하면 깜짝 놀라게 된다.

(사) 복청

복청(複聽, diplacusis)은 좌우 귀의 감수성이 다르기 때문에 좌우별로 각각 귀가 느끼는 음의 높이, 음색, 시간 등이 다른 현상을 말한다. 극단적인 복청에서는 음을 2중상적(二重像的)으로 받아들이지만, 경도인 경우에는 융합 또는 다른 한쪽의 특성이 지워지는 경향이 있다. 일반적으로 좌우의 귀는 엄밀한 의미에서 동일 성능은 아닌 것이 보통이다.

메니에르병은 달팽이관의 털세포에 손상을 일으키기 때문에 중추 청각신경계의 과잉 흥분된 반응에 의해서 소리에 더욱 민감해지고 이명 또한 오게 된다.

(아) 전정기관과 관련된 메니에르 증상

메니에르병의 주된 증상은 수 분에서 수 시간 동안 지속되는 일시적 어지럼증인데, 사실 며칠 동안 구역질을 하고 토하면서 빙빙 도는 어지럼증이 오는 경우도 많다. 좌측 혹은 우측 방향으로 직선적인 어지럼증을 느끼게 되며, 도저히 참을 수 없어 병원 응급실에 가서 주사를 맞아야만 안정이 된다고 하는 메니에르 환자가 50% 정도 된다. 하지만 이비인후과에서 전기온도안진검사를 포함한 전정기능검사를 했을 때 이상이 나오지 않는 경우가 많다.

메니에르 환자는 어지럼증이 올 때 눈떨림(안진)의 방향이 그때그때 다르다. 초기 발작 시에는 안진이 병이 생긴 귀 쪽 방향으로 움직이다가, 지속적으로 어지럼증이 유지되면 안진이 병소의 반대쪽 방향으로 가고, 발작이 끝날 때는 다시 안진이 병소 방향으로 움직인다.

그런데 나의 경험으로 보면 메니에르가 심각해지는 환자들의 경우에 대부분 심해지면서 안진이 병소와 같은 방향으로 떨린다. 보통 일측성 전정신경 기능저하증이 보이면 잘 치유 및 관리가 된다고 생각된다.

심하게 어지럼증이 오면서 안진이 있는 경우에는 메니에르병인지, 전정신경 기능저하증인지 또는 이석증인지를 잘 감별해야 한다.

(자) 노화현상

바깥털세포는 태어나면서부터 나이를 먹어가며 1년에 0.5%씩 자연적으로 손상을 받는다. 이러한 털세포의 노화로 인해 달팽이관 내 털세포의 기능이 떨어지면서 이명이 올 가능성도 높아진다. 대부분 고음에서 청력이 떨어지고 이명 또한 고음 소리가 많이 나는 경향이 있다.

(차) 청신경종양

한쪽 난청과 이명이 정상 쪽에 비해 상당히 심한 차이가 나는 경우에는 MRI를 반드시 찍어서 청신경종양이 있는지 확인하는 것이 좋다.

(6) 청각과민증과 소리기피증

(가) 청각과민증이란?

의외로 소리에 민감한 분들이 많다. 보통사람이 편안하게 잘 듣는 소리에도 과민증이 있으면 깜짝 놀라거나 불안에 떤다. 극장에서 공포영화를 보거나 큰소리가 갑자기 들릴 때 심하게 놀라면서 귀를 막기도 하는 분들이다.

청력검사를 해보면 청력은 정상이거나 떨어져 있는 것을 볼 수 있는데, 남들은 듣지 못하는 아주 미세한 소리(0dB)도 감지하는 경향을 보인다.

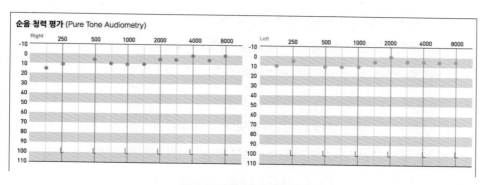

청각과민증 검사시 정상 반응

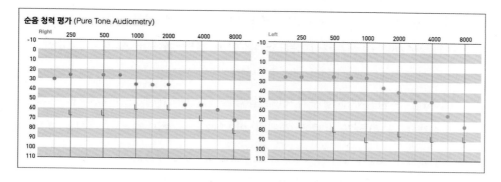

청각과민증 검사시 청각과민 반응

위의 그래프는 청력은 정상이지만 0데시벨보다 더 작은 소리를 듣는 경우로, 정상인으로 보이지만 베라르학회에서는 청각이 과민하다고 본다. 위의 그래프에서 보듯이 100데시벨보다 작은 70~80데시벨에서도 소리가 듣기 싫다고 환자가 표시한다. 정상인은 100데시벨이 넘는 큰소리를 들을 때 듣기 싫다고 표현한다.

인체의 청각시스템은 우리가 의식하지 않아도 자동적으로 소리의 강도를 조절하며, 털세포와 중추 청각경로 두 곳에서 모두 가능하다. 아주 작은 소리를 듣기 위해 바깥털세포는 60데시벨만큼 소리를 크게 만들 수 있고 중추 청각경로 또한 작은 신호를 크게 확대할 수 있다. 반대로 소리가 너무 강할 때는 작게 조정하는 역할도 한다. 청각과민증(hyperacusis)은 청각시스템에서 소리를 지나치게 증폭하는 것이다. 그 결과 다른 사람들에게는 편안한 소리도 너무 커서 불편해진다.

아주 큰소리는 누구에게나 불쾌감을 주나, 청력불쾌감 검사를 해보면 정상인들은 100데시벨에서 비로소 소리가 귀에 거슬리고 짜증난다고 하지만 과민한 분들은 70~80데시벨에서부터 듣기 싫어진다고 반응한다.

청각과민증이 오래되면 아예 두려워서 극장을 가지 못할 정도가 되기도 한다. 귀에 거슬리는 소리가 날 것을 미리 상상만 해도 두려워지며, 이 경우에 작은 소리에서 조금만 볼륨을 높여도 바로 깜짝 놀란다. 보통사람은 0에서 40데시벨까지 소리를 키워도 놀라지 않지만 과민증 환자는 매우 놀라고 과하게 반응하는 경우가 흔하다. 문을 쾅 닫거나, 자동차 시동을 걸거나, 수돗물을 갑자기 틀거나, 큰소리로 떠들거나, 종이 소리가 나는 경우 등은 모두 과민증 환자에겐 참을 수 없는 소리가 된다.

청각과민증은 모든 연령층에서 나타날 수 있고 한쪽 귀에만 혹은 양쪽 귀에 모두 올 수 있다. 환자들은 보통 이른 아침이나 저녁 늦게 더욱 청각이 예민해진다고 호소한다. 옆에 사람은 편안하게 잠자기 전에 음악을 듣거나 TV를 보는데, 과민증 환자는 이런 소리조차 참기 힘들고 수면에 방해가 되기 때문에 부부싸움이 나기도 한다. 층간소음으로 위아래 층의 싸움이 빈번해지는 것은 결국 누가 더 소리에 과민한지를 말해주는 것이다.

(나) 청각과민증의 원인

우리의 뇌는 어둡고 밝은 정도에 따라 자율신경을 통해서 동공을 크게도 하고 작게도 하는데, 동공은 어두우면 확대되고 밝은 곳에 가면 축소된다. 마찬가지로 우리의 청각신경계는 소리가 조용하면 더욱 잘 듣기 위해서 흥분하게 되고 소리가 크면 오히려 청각신경 기능을 억제해서 소리를 작게 하려고 한다. 그런데 달팽이관의 기능이 약해져서 청력이 손상되거나 달팽이관의 신경이 제 역할을 못하면 우리의 중추청각계는 소리를 잘 들으려고 노력을 많이 하면서 흥분 상태를 유지하게 되며, 이것이 누적되면 이명이나 청각과민증이 오게 된다.

이명과 청각과민증의 원인은 대부분 스트레스이다. 누적된 스트레스는 부신에서 아드레날린과 코티졸을 분비시키고 이것이 뇌 안의 감정뇌(변연계)를 흥분시키면서 청각중추의 볼륨이 커지기 때문에 이명이 오고 청력은 과도하게 민감해진다.

교감신경은 달팽이관 내의 그 신경말단에서 털세포로 아드레날린을 분비한다. 그런데 스트레스를 오랜 기간 받아서 교감신경이 만성적으로 흥분하게 되면 아드레날린이 털세포의 기능을 억제하고 파괴하기 때문에 이명과 청각과민증, 더 나아가서는 난청이 오게 된다.

또한 스트레스로 인해서 안쪽털세포 내의 글루타메이트가 과잉 분비되면 청각신경 속의 NMDA 수용체가 열리면서 신경세포 내의 내분비호르몬인 아편과 같은 다이놀핀(dynorphin)이 과잉 분비된다. 그러면 청각신경을 과잉 자극하여 이명과 청각과민증 상태를 유발하게 된다(그림 참조).

아울러 대부분의 청각과민증은 선천적으로 오지 않으며, 갑작스런 큰소리에 노출되거나, 약물 부작용을 겪거나, 교통사고 손상 혹은 경추나 턱관절, 두개골 손상을 받아서 오는 경우가 많다.

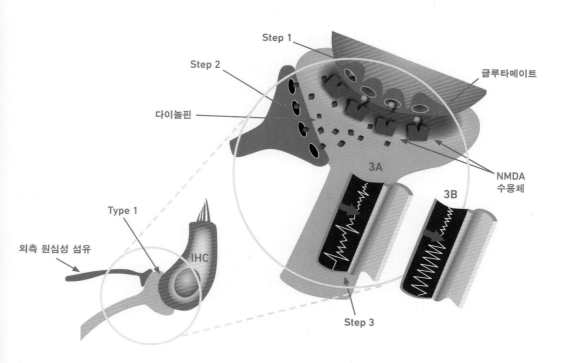

신경화학적 이명 원인

(다) 소리기피증이란?

청각과민증과 유사하고 청각과민증과 서로 연관되어 있는 증상으로 소리기피증(misophonia)과 소리공포증(phonophobia)이 있다. 정상적인 크기의 소리이고 아무런 문제가 없는 소리이지만 어떤 사람에겐 불쾌감을 주고 흥분시키기도 하는 것을 소리기피증이라고 한다. 우리가 어떤 소리를 들으면 변연계를 거치면서 감정적 반응을 일으키게 되는데, 특정 소리가 불유쾌하다는 것을 학습한 뇌가 비슷한 소리에 싫다는 감정적 반응을 일으키는 것이다.

실제 청각시스템에는 아무런 문제가 없고 달팽이관도 정상이지만 특정 소리에 유독 짜증이 나고 기분 나쁜 경우에는 뇌 안의 감정을 조절하는 변연계와 자율신경계의 균형이 깨지면서 별 문제없는 소리들에 심한 반응을 하는 것이 원인이다.

이러한 소리기피증이 심해지면 사소한 소리, 즉 자동차 소리나 시계 소리, 비행기 소리, 수돗물 소리, 갑자기 트는 라디오 소리 등에 민감하면서 불안하고 공포증이 생기기도 한다. 이런 분들은 갑작스런 음악소리도 들을 수 없고 극장에 가서 공포영화를 보거나 갑자기 큰소리가 나는 곳에 가지도 못하는데, 갑자기 놀라거나 공포를 느낄 수 있기 때문이다. 이렇게 공포증까지 가는 것을 소리공포증이라 한다.

소리공포증은 소리기피증의 특별한 형태로 두려움, 공포와 연관되어 있다. 이러한 소리기피증과 소리공포증은 결국 청각과민증을 유발하게 된다. 이 세 가지는 모두 함께 서로 영향을 주고받으며, 이 상태로 만성이 되면 언젠가 이명 또한 오게 될 확률이 높다.

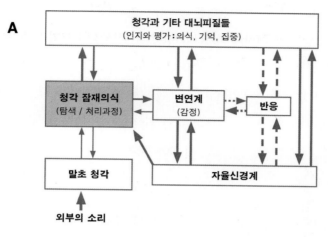

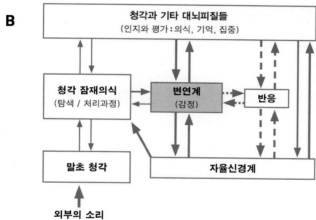

A. 청각과민증: 외부 소리신호가 뇌줄기 속 짐재의식적 청각계통에 비정상적인 자극과 흥분을 야기하면(짙은 색깔) 변연계와 자율신경계 또한 연달아 흥분되면서 이명이 심해진다. 그 외 청각계통과 청각 대뇌피질은 정상이다.

B. 소리기피증: 청각계통은 정상이지만 변연계와 자율신경계 및 청각계통과의 연결이 과잉 흥분되면서 이명이 더욱 커지게 되는 경우이다.

(7) 청력손실(난청)과 이명의 관계

소리는 귀에 들어오는 크기와 진동 그대로 뇌에 전달되지 않는다. 우리 몸은 이를 상황에 맞게 적절히 조절하는 크기 조절 시스템을 가지고 있으며, 바깥털세포와 청각 신경 두 곳에서 그 볼륨을 조절한다.

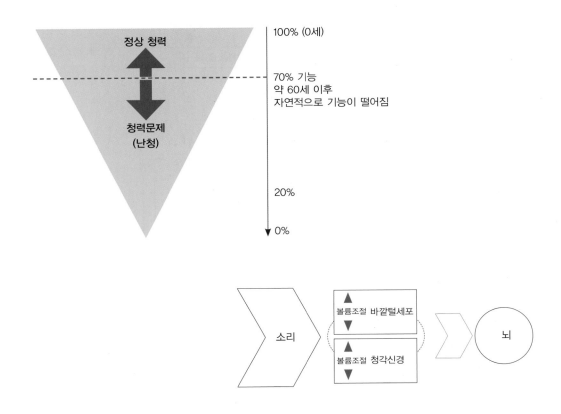

두 가지 털세포에서 나온 신경섬유는 등쪽달팽이핵(DCN)에 있는 뇌줄기로 연결된다. 안쪽털세포 섬유가 소리를 전기신호로 바꿔 청각신경을 통해 보내면 바깥털세포 섬유는 안쪽털세포에서 나온 흥분성 신경전달을 억제하는 역할을 한다. 이때 바깥털세포가 손상되어 있으면 억제가 잘 되지 않는다. 털세포에서 자연스런 조절이 불가능하면 문제를 인지한 등쪽달팽이핵이 소리신호를 더 많이 받기 위해 비정상적인 흥분을 하게 된다. 이러한 흥분 활동은 미세한 소리나 소리가 아닌 것까지 크게 들리게 하여 이명을 일으킨다.

한편 소리, 즉 청각신호는 신경을 따라 달팽이관에서 대뇌피질로 전달된다. 이 경로가 '청각신경네트워크'이다. 신경을 구성하는 뉴런들은 강화냐 억제냐의 두 가지 활동이 기본인데, 청각신경도 마찬가지이다. 청각신경은 스테레오 시스템의 볼륨 조절처럼 받아들여진 소리들 중 배경 소리와 핵심이 되는 소리를 구별하여 중요한 것으로 분류된 신호를 듣기 좋은 상태로 조정한다. 이 때문에 이명 환자들이 이명 소리에 집중할수록 청각신경은 배경이 되는 소리와 분리하여 이명 소리를 더욱 크게 확대하게 된다.

〈이명 치료 케이스 4〉

1년 전 이명이 들리기 시작한 64세 남성의 이명 치료

- 첫 내원일: 2012년 3월 19일
- 증상: 1999년 여름 뇌수막염으로 인천 모 병원에 입원. 누웠다가 일어서거나 앉아 있다 벌떡 일어서거나 하면 어지러우며, 속이 메스껍고 구토가 나면서 어지러워 중심잡기가 힘듦. 잠잘 때 이명.
- 이전 치료 내역: 올 2월 28일 어지럽고 토하여 인천 모 대학병원 응급실에서 오후 늦도록 치료 받음. MRI 촬영을 하였지만 이상 없음.
- 치료기간: 2012년 3월 23일~2012년 8월 2일(3/19~6/5 어지럼증 치료 이후 6/14~8/2 이명 치료)
- 빙빙한의원의 치료 내용: 카이로프랙틱 교정치료, 약침치료, 베라르 청각치료, 근막이완치료, 레이저치료, 이명치료음원(BB사운드) 제공, 한약, 영양제(와우 플러스, 오메가 큐)

· 첫 청력검사 결과(2012월 3월 19일)

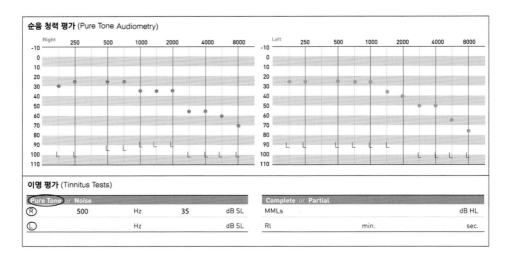

· THI(이명장애지수) 점수 F(기능적): 10, C(재앙화): 2, E(감정적): 8, 총점: 20

· 1회 치료(6/14) 전 후기: 요즘은 가끔씩 매미가 왔다 갑니다.

· 2회 치료(6/28) 전 후기: 저녁이면 매미가 왔다 갑니다.

· 3회 치료(7/16) 전 후기: 가끔씩 귀가 멍한 적이 있어요.

· 4회 치료(7/20) 전 후기: 귀가 가끔 멍합니다.

· 5회 치료(7/23) 전 후기: 귀가 가끔 멍한 적이 있습니다.

· 6회 치료(7/26) 전 후기: 호전되었지만 소리가 아직 남아 있습니다.

· 7회 치료(7/30) 전 후기: 많이 많이 좋아졌습니다. 가끔 조금 매미가 왔다 갑니다.

· 8회 치료(8/2) 전 후기: 매미가 찾아와서 괴롭히지 않으니까 불편한 점이 없습니다.

· 마지막 청력검사 결과(2012년 8월 2일)

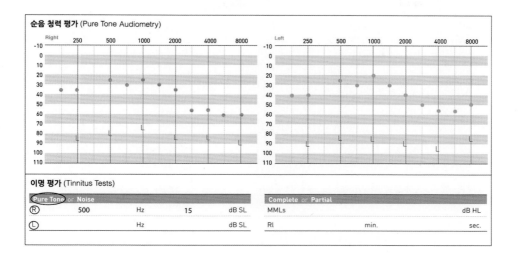

· THI(이명장애지수) 점수 F(기능적): 2, C(재앙화): 0, E(감정적): 0, 총점: 2

· 최종 THI 변화 지수 F: 8 감소, C: 2 감소, E: 8 감소, 총점: 18점 감소

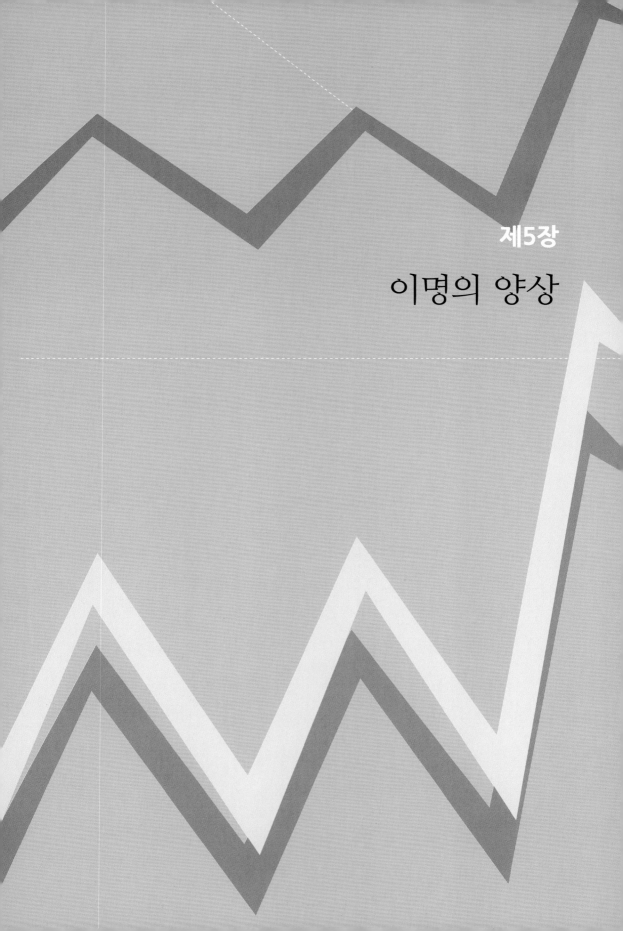

제5장

이명의 양상

1. 체성감각 이명이란?

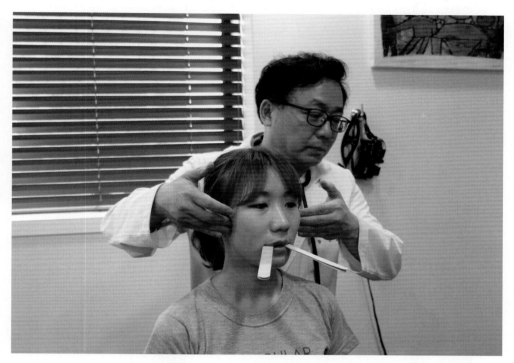

턱관절의 위아래 높이를 설압자를 통해서 확인하고 근육반응을 보는 검사로 이명의 원인이 턱관절에서 왔는지 감별한다.

한 환자가 갑자기 두통이 생기면서 우측에 이명이 왔다고 내원했다. 고개를 우측으로 돌릴 때만 이명이 생기는데, 우측 방향으로 심하게 돌리면 이명이 커지고 약간만 움직이면 약하게 이명이 들린다고 한다. 좌측이나 뒤쪽, 앞쪽으로 고개를 움직일 때는 이명이 없다고 한다. 최근 치과 치료를 받을 때 입을 크게 벌리면서 아픔을 느꼈고 잠이 안 와서 우측으로 누워서 잠을 잤다고 한다.

우측으로 고개를 돌리는 근육은 좌측에 있는 흉쇄유돌근이다. 좌측의 근육이 너무 지나치게 과긴장하거나 우측의 흉쇄유돌근이 약하면 좌우의 목 회전에 불균형이 생긴다. 그런데 이 근육은 상부 승모근과 함께 뇌신경 12가지 중에서 11번 뇌신경의 지배를 받고 두개골과 연결되어 있다.

    고개를 숙이게 하면서 반대쪽으로 머리를 돌려주는 이 근육은 교통사고나 스트레스, 알레르기, 자세불량, 치과에서 안 좋은 자세로 치료받은 때 등으로 인해 과긴장 내지 불균형을 일으키는 경우가 많다. 이 근육은 편두통의 원인이 되기도 하고 안면신경통과도 관련이 있는데, 이명이 오는 환자분들 중에서 흉쇄유돌근과 상부 승모근의 좌우 불균형이 참으로 많다.

    근육검사를 하고 좌우 근육의 균형을 맞춰주는 응용근신경학 치료와 카이로프랙틱 교정치료를 몇 회 시술하면 바로 근육도 정상으로 돌아오고 이명 소리도 없어진다. 이런 경우의 이명을 체성감각 이명(somatic tinnitus)이라고 한다.

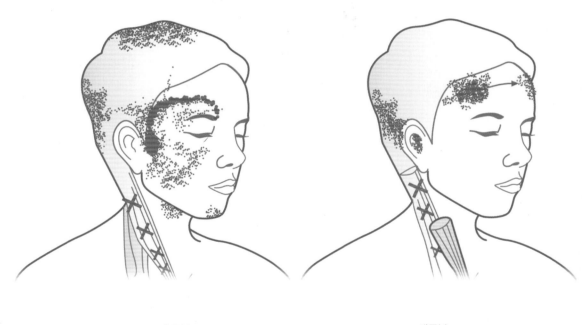

흉골부   쇄골부

흉쇄유돌근과 이명

체성감각 이명이란 턱관절과 치아 문제, 두개골과 경추의 손상 및 불균형이 야기하는 이명을 말한다. 입을 벌리고, 턱을 움직이며, 목의 자세를 바꾸고, 머리를 흔들 때 이명이 커지거나 작아지는 경우가 많다. 두개골과 턱관절, 경추의 위치 및 자세를 뇌로 전달하는 감각신경은 달팽이핵과 만나서 상호 교감을 나눈다. 교통사고나 충격으로 두개골이나 목 관절에 손상이 오면 청각신경과 중이 기관들 또한 손상을 받으면서 이명이 온다.

삼차신경(trigeminal nerve)은 얼굴에 분포되어 있는 감각신경으로 눈신경, 위턱신경, 아래턱신경으로 삼등분되어 있으며, 얼굴의 감각을 삼차신경핵을 통해 뇌로 전달하고 턱 관절의 움직임에 관여한다.

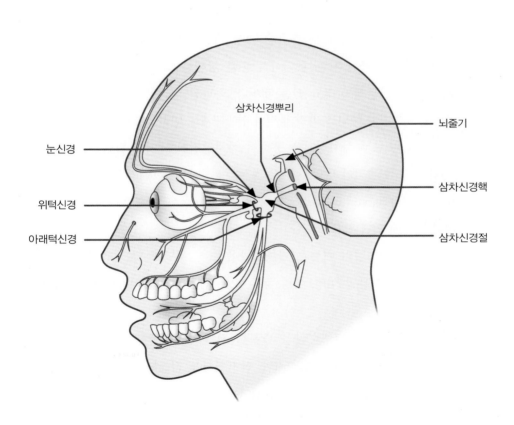

삼차신경핵은 중뇌삼차신경핵, 주감각핵, 척수삼차신경핵 등 3가지가 있다. 중뇌핵은 주로 턱관절에 관한 정보를 전달하고, 주감각핵은 얼굴과 두피의 가벼운 접촉이나 감각 차이 등을 판별해서 뇌로 전달해주며, 척수핵은 주로 얼굴 주변의 통증과 온도, 가벼운 압박감 및 진동감을 구별해서 뇌로 전달한다.

척수핵은 또한 성대와 턱관절, 혀 근육의 위치 및 움직임에 대한 정보를 전달해주기도 하는데, 이러한 감각신경들이 청각신경계로도 전달이 된다. 턱관절을 카이로프랙틱으로 교정 치료하면 이 척수핵을 통해서 강력한 에너지가 반대쪽 뇌로 전달되어 좌우뇌의 불균형을 회복시켜 준다.

정신적인 스트레스는 편도체와 기저핵 속의 도파민 신경전달물질을 과잉 분비시키면서 중뇌신경세포들의 흥분을 조장하며, 흥분된 중뇌신경들은 바로 턱관절의 근육들을 자극해서 이를 악물게 하는 근육을 과잉 긴장시킨다. 그러므로 밤에 잘 때 이빨을 갈거나 이를 꽉 깨물고 자는 무의식적 흥분 상태를 초래한다. 스트레스는 삼차신경 및 턱관절과 삼각관계를 갖고 있는 것이다. 화나면 얼굴을 찌뿌리는 것 또한 삼차신경과 안면신경 그리고 중뇌 도파민 물질의 상관관계로 인한 것이다.

얼굴의 감각들은 모두 삼차신경을 통해서 삼차신경절을 거쳐 달팽이관으로 들어가는 혈관들과 서로 연결되어 있다. 삼차신경 중 눈신경은 주로 기저동맥(basilar artery, BA)과 전하소뇌동맥(anterior inferior cerebellar artery, AICA)으로 연결되고 아래턱신경은 중이와 이관에 연결된다.

삼차신경과 삼차신경절의 기능은 달팽이관을 통해 이명과 많은 관련을 갖는다. 편두통과 어지럼증, 주시유발 이명, 이명 등은 모두 삼차신경의 기능에 따라 영향을 주고받는다.

달팽이관으로 들어가는 혈액순환을 충분히 시켜 주기 위해서는 은행잎 성분인 기넥신이나 타나민을 섭취하는 것이 좋지만, 삼차신경을 적절히 자극시켜 주는 것이 더욱 효과적이다. 특히 턱관절 교정치료가 달팽이관 치료의 지름길이다.

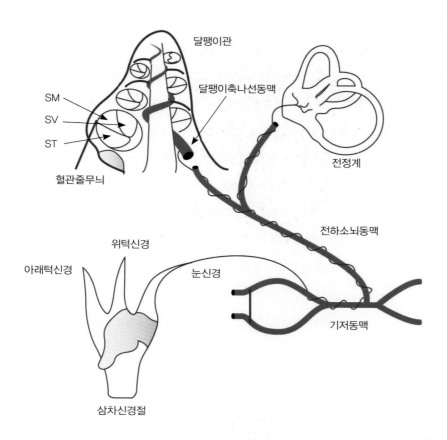

달팽이관

달팽이축나선동맥

SM

SV

ST

혈관줄무늬

전정계

전하소뇌동맥

위턱신경

아래턱신경

눈신경

기저동맥

삼차신경절

달팽이관과 삼차신경

이명은 그동안 귀 속의 달팽이관이 손상되면서 온다고 했지만 최근 연구에 의하면 다른 신경체계에 의해서도 이명이 온다고 한다. 소리의 전달체계를 보면 우리는 외이 →고막 →중이 →달팽이관 →달팽이핵 →하구 →시상 →청각 대뇌피질이란 경로를 통해서 소리를 듣게 된다. 이 경로의 어느 한 부위에서라도 문제가 생기면 이명이 올 수 있다.

주로 달팽이관의 청각세포인 털세포(말초신경계)에 손상이 일어나면(소음이나 유해음식, 약물, 스트레스, 노화 등) 달팽이핵부터 청각뇌(중추신경계)까지 모두 흥분 상태로 가면서 이명이 온다는 것이 신경생리적 메커니즘이다.

얼굴과 머리, 목, 턱관절의 감각을 뇌로 전달하는 삼차신경 그리고 자세와 균형, 위치 감각을 척추를 통해서 뇌로 전달하는 척수등쪽기둥신경(dorsal column)은 소리 자극을 달팽이관을 통해 뇌로 전달하는 과정 중에 있는 달팽이핵과 연접되어 있다.

소음성 난청이 있는 경우에 소리를 잘 못 듣게 되면서 달팽이핵을 공유하고 있는 척추관절 신경세포들이 과잉 흥분하게 되어 이명이 생기거나 커질 수 있다.

교통사고로 목 또는 머리에 손상을 입거나, 턱관절을 다치거나, 치과 치료를 심하게 받다 보면 이명이 생기는데, 모두 척추관절 문제로 인한 이명증이다. 이명 환자들은 턱을 움직이거나 목을 어떤 한 방향으로 움직일 때 이명이 작아지거나 혹은 커지는 경우를 겪는다고 한다. 바로 척추관절의 문제는 이명과 직결된다는 것이다. 체성감각핵(somatosensory nucleus)은 달팽이핵을 적절히 제어해주는데, 교통사고 등으로 인해 체성감각핵에 문제가 생기면 달팽이핵은 오히려 흥분하면서 이명을 유발한다.

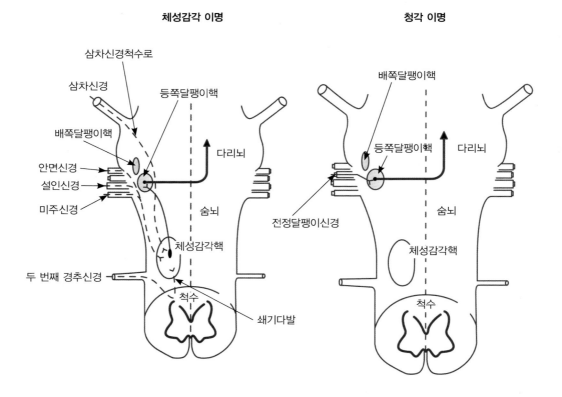

앞의 그림에서 좌측은 체성감각 이명(somatic tinnitus), 우측은 청각 문제로 인한 청각 이명(otic tinnitus)인데, 둘 다 등쪽달팽이핵을 적절히 조절하지 못해서 등쪽달팽이핵에서 청각대뇌에 이르는 중추청각계통이 과잉흥분을 일으키게 된 것이 원인이다.

좌측의 체성감각 이명 그림을 보면 ① 삼차신경을 통해서 얼굴의 감각이 전달되고 ② 외이(바깥귀)와 중이(중간귀)의 감각을 전달하는 안면신경과, 9번 및 10번 뇌신경이 숨뇌에 있는 체성감각핵(MSN)에 연결되며 ③ 상부 경추 두 번째 경추신경(C2)이 등쪽기둥에서 올라오는 쐐기다발(fasciculus cuneatus)을 통해서 다시 체성감각핵과 만나게 되면서 등쪽달팽이핵과 상호 교감을 나누고 있다. 이 두 가지의 조절이 잘 안 되면 이명이 생긴다.

우측 청각성 이명의 그림에서는 청각신경의 적절한 정보가 없는 경우에 등쪽달팽이핵이 흥분하게 되면서 이명이 온다는 의미이다.

소리신호는 귀 속 달팽이관을 거쳐 청각신경을 지나 등쪽달팽이핵의 깊은 부위에 자

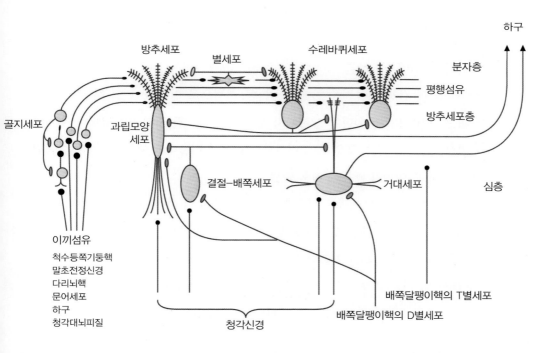

달팽이핵과 이명

리 잡고 있는 방추세포(fusiform cell)와 거대세포(giant cell), 결절-배쪽세포(tuberculo-ventral cell)로 연결된다. 반면에 청각경로 이외의 다른 신경체계인 척추신경과 뇌줄기, 대뇌피질을 통해 전달되는 신경자극은 이끼섬유(mossy fiber)를 통해 과립모양세포(granule cell)로 전달되고 다시 수레바퀴세포(cartwheel cell)에 연결된다. 수레바퀴세포는 방추세포와 연결되어 하구를 통해서 대뇌피질로 전달이 된다.

비청각계통을 통해 달팽이핵으로 들어오는 신경경로는 일단 글루타메이트 신경전달물질을 이용하기 때문에 흥분작용을 갖지만 수레바퀴세포는 가바와 글리신을 이용하여 진정작용을 한다. 만일 척추신경을 제대로 잘 활용해주지 못하면(운동부족이나 자세불량 등) 방추세포에서 하구로 가는 신경경로를 적절히 제어하지 못하므로 중추청각계가 흥분하면서 이명이 오게 되는 것이다.

〈이명 치료 케이스 5〉

5년 전 이명이 발생한 44세 남성의 이명 치료

· 첫 내원일: 2011년 7월 20일
· 증상: 우측 귀 난청(15년 전쯤 알게 되었는데, 사격으로 인해 군 전역 후부터 발생), 고주파음 이명(5년 전 이명이 양쪽에서 생겼다. 한 달 전 자고 일어났더니 뒷목이 당기면서 좌측 팔저림이 있었고, 그러더니 저음에서 귀울림이 생겼다.), 중저음 울림 (1개월 전 좌측 어깨가 뻐근한 이후 발생)
· 이전 치료 내역: 난청과 이명은 치료한 적이 없지만 울림 증상에 대해서는 이비인후과에서 스테로이드 주사와 약 처방을 받았다(일시적인 호전 후 재발 반복).
· 치료기간: 2011년 7월 20일~2012년 3월 23일(계속 주기적으로 체크 받음)
· 빙빙한의원의 치료 내용: 카이로프랙틱 교정치료, 약침치료, 베라르 청각치료, 레이저치료, 이명치료음원(BB사운드) 제공, 한약, 영양제(와우 플러스, 오메가 큐)

· 첫 청력검사 결과(2011년 7월 20일)

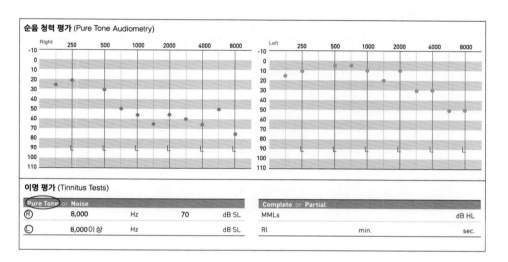

· THI(이명장애지수) 점수 F(기능적): 28, C(재앙화): 18, E(감정적): 8, 총점: 54
· 주관적 이명 정도: 3, 청각과민 정도: 1

· 1회 치료(7/25) 전 후기: 목과 턱에 문제가 있고 턱을 꽉 물면 이명 소리가 심해집니다. 최근에 목이 안 좋아지면서 저주파의 이명 소리가 나타났습니다.
· 2회 치료(8/1) 전 후기: 골진동 이어폰으로 들을 때 턱을 닫고 여는 것의 소리 높낮이가 다릅니다. 아직 이명 소리에 변화가 없습니다.
· 3회 치료(8/8) 전 후기: 이명 소리에 아직 변화가 없습니다. 밤에 음악을 켜놓고 자서 쉽게 수면을 취하기가 힘듭니다. 좌측 귓바퀴의 느낌이 무디고 외이도에 손가락을 집어넣으면 먹먹합니다.
· 4회 치료(8/16) 전 후기: 토요일에 좀 피곤했는데, 일요일 아침부터 잠들 때까지 왼쪽 귀에 물이 들어간 것처럼 먹먹했습니다. 이명 소리도 왼쪽 귀는 이전보다 낮은 주파수로 바뀌었고 일반적인 소리 청음 중 베이스기타, 콘트라베이스의 소리가 거의 들리지 않았습니다. 현재는 다시 이전처럼 돌아왔습니다.
· 5회 치료(8/22) 전 후기: 이명에 변화가 없습니다.

· 6회 치료(8/29) 전 후기: 이명 볼륨은 줄었고 주파수는 같습니다. 좌측 목 디스크가 있습니다.

· 중간 청력검사 결과(2011년 8월 29일)

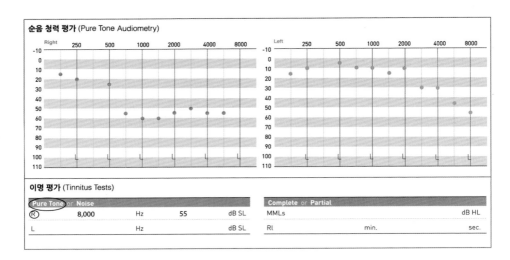

· THI(이명장애지수) 점수 F(기능적): 24, C(재앙화): 16, E(감정적): 10, 총점: 50
· 주관적 이명 정도: 8, 청각과민 정도: 0
· THI 변화 지수 F: 4 감소, C: 2 감소, E: 2 증가, 총점: 4점 감소
· 주관적 이명 정도: 5 증가, 청각과민 정도: 1 감소

· 7회 치료(9/5) 전 후기: 없음
· 8회 치료(9/14) 전 후기: 소리의 강약에 변화가 있는데, 작아졌다가 어느 순간 커집니다. 실제로 그런지는 모르겠지만 그렇게 느껴집니다. 작아진 경우 언제 어쩌다 작아졌는지 모르겠습니다. 커진 경우도 특별한 외부요인이 있지 않았고 갑자기 귀에 신경을 쓰지도 않았는데, TV를 보다가 이명이 갑자기 크게 들립니다. 목의 통증도 좌우로 돌릴 때는 사라졌습니다.
· 9회 치료(9/23) 전 후기: 이명이 주간에는 작아진 듯하다가 밤 9시경부터 다소 커지

는 듯합니다(느낌만 그런지 실제 그런지 모르겠음).

· 10회 치료(9/30) 전 후기: 왼쪽이 오른쪽보다 상대적으로 작게 들립니다. 피곤한 날 밤에는 확실하게 커집니다.

· 중간 청력검사 결과(2011년 9월 30일)

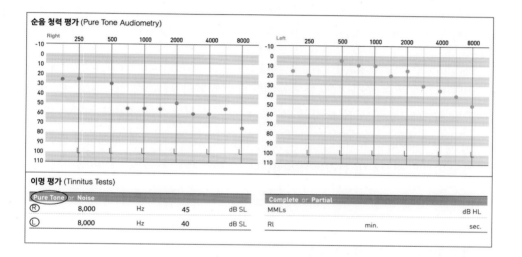

· THI(이명장애지수) 점수 F(기능적): 22, C(재앙화): 14, E(감정적): 10, 총점: 46
· 주관적 이명 정도: 8, 청각과민 정도: 0
· THI 변화 지수 F: 2 감소, C: 2 감소, E: 변화 없음, 총점: 4점 감소
· 주관적 이명 정도, 청각과민 정도: 없음

· 11회 치료(10/14) 전 후기: 없음
· 12회 치료(10/28) 전 후기: 없음
· 13회 치료(11/11) 전 후기: 없음
· 14회 치료(11/25) 전 후기: 없음
· 15회 치료(12/09) 전 후기: 이명을 의식 안 하며 음원을 듣고 빼면 일시적으로 이명이 없어집니다. 잠자기 전에가 이명이 제일 신경 쓰입니다.

· 16회 치료(12/23) 전 후기: 이명이 밖에서 인식하지 않을 때 안 들리는 경우가 간혹 있으며, 인식하면 바로 들리고 수면 전에 여전히 들립니다.

· 17회 치료(1/23) 전 후기: 2주간 출장 때 음원을 못 들었습니다. 호텔에서 자려고 누웠을 때 이명 소리가 느껴졌지만 크게 신경 쓰이지는 않았으며, 수면을 방해하는 정도는 약해졌습니다.

· 18회 치료(2/17) 전 후기: 출장이 잦아서 음원을 자주는 못 듣지만 주변 소리를 이용해서 덜 느끼려고 노력합니다. 이명 소리의 톤이 가끔 바뀝니다(1~2초간 바뀐 후 돌아옴).

· 19회 치료(3/9) 전 후기: 간혹 발생하던 주파수가 달라지는 현상이 없어졌습니다.

· 20회 치료(3/23) 전 후기: 소리의 크기도 다소 줄어들고 치료 전보다 신경이 덜 쓰이는 면이 있으며, 간혹 인지하지 못하는 경우도 있습니다. 크게 불편하지 않고 취침 전에 이명을 생각하면 들리는 정도입니다. 음악을 틀고 잔 이후 수면방해는 많이 줄었습니다.

· 최종 청력검사 결과(2012년 3월 23일)

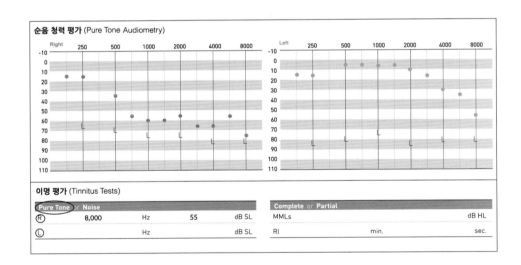

- THI(이명장애지수) 점수 F(기능적): 10, C(재앙화): 10 , E(감정적): 2, 총점: 22
- 주관적 이명 정도: 2, 청각과민 정도: 0
- THI 변화 지수 F: 12 감소, C: 4 감소, E: 8 감소, 총점: 24점 감소
- 주관적 이명 정도: 6 감소, 청각과민 정도: 없음
- 최종 THI 변화 지수 F: 18 감소, C: 8 감소, E: 6 감소, 총점: 32점 감소

■ 최종 치료 이후 청력검사 기록

- 1개월 후 청력검사 결과(2012년 4월 20일)

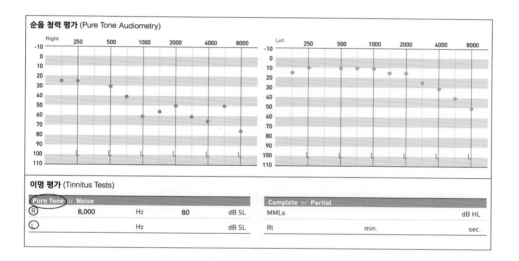

- THI(이명장애지수) 점수 F(기능적): 4, C(재앙화): 8, E(감정적): 2, 총점: 14
- 주관적 이명 정도: 2, 청각과민 정도: 0
- THI 변화 지수 F: 6 감소, C: 2 감소, E: 변화 없음, 총점: 8점 감소
- 주관적 이명 정도, 청각과민 정도: 없음

· 2개월 후 청력검사 결과(2012년 5월 25일)

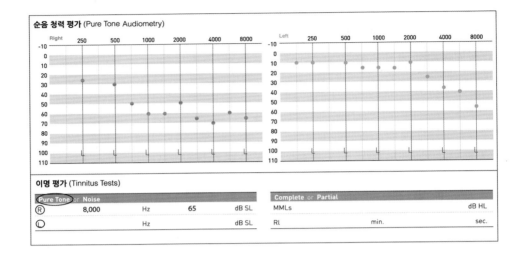

· THI(이명장애지수) 점수 F(기능적): 6, C(재앙화): 6, E(감정적): 0, 총점: 12

· 주관적 이명 정도: 3, 청각과민 정도: 0

· THI 변화 지수 F: 2 증가, C: 2 감소, E: 2 감소, 총점: 2점 감소

· 주관적 이명 정도: 1 증가, 청각과민 정도: 없음

· 3개월 후 청력검사 결과(2012년 6월 29일)

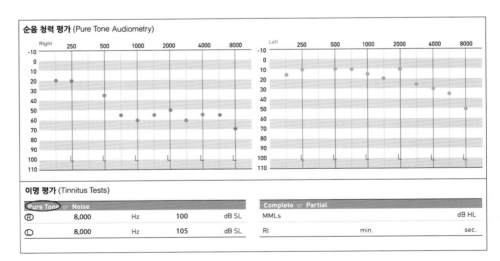

· THI(이명장애지수) 점수 F(기능적): 6, C(재앙화): 6, E(감정적): 0, 총점: 12

· 주관적 이명 정도: 2, 청각과민 정도: 0

· THI 변화 지수: 변화 없음

· 주관적 이명 정도: 1 감소, 청각과민 정도: 없음

· 4개월 후 청력검사 결과(2012년 7월 27일)

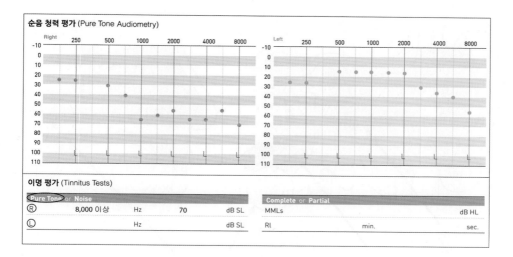

· THI(이명장애지수) 점수 F(기능적): 4, C(재앙화): 0, E(감정적): 0, 총점: 4

· 주관적 이명 정도: 1, 청각과민 정도: 0

· THI 변화 지수 F: 2 감소, C: 6 감소, E: 변화 없음, 총점: 8점 감소

· 주관적 이명 정도: 1 감소, 청각과민 정도: 없음

2. 이관개방증: 내 숨소리가 들려요!

이관은 중이강과 코(비인강개구부) 안을 연결하는 통로로서 음식물이나 침을 삼키면

일시적으로 열렸다가 닫힌다. 고막 속의 중이와 외이의 압력을 조절해주는 역할을 한다.

이관개방증에서는 보통 닫혀 있어야 하는 이관이 열린 상태로 있어서 환자의 숨소리나 말소리, 침 삼키는 소리, 먹먹한 소리, 심장박동 소리 등이 고막으로 울린다. 이관이 개방되어 있기 때문에 귓구멍에서 고막까지의 압력을 별로 느끼지 않는다. 막힌 느낌이 없이 귀가 건조하다고 느낀다.

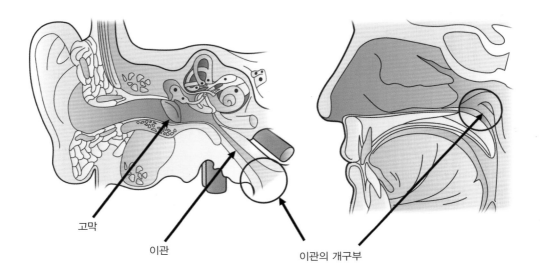

고막

이관

이관의 개구부

이관이란 고막 안쪽(중이)과 비강을 연결하는 관으로, 외부와 중이 내의 압력을 조절하기 위해 열렸다 닫혔다 하는 관이다. 예를 들어 비행기를 탔을 때 가끔 귀가 아플 수 있는데, 바로 이관이 열려서 중이 내의 압력을 외부 압력과 맞춰줘야 함에도 제때 열리지 않기 때문에 고막이 당겨져 통증이 발생한다.

(1) 원인

급격한 체중 감소나 다이어트로 인해 일시적으로 이관이 개방된다. 이관을 둘러싼 지방조직이 이관을 닫혀주는데, 지방이 빠지다 보니 이관의 열린 상태가 더욱 많아지는 것이다.

스트레스나 카페인으로 탈수가 되면 이관의 점막과 점액질, 표면 긴장도에 문제를 일으켜 이관개방증을 유발한다. 임신에 의해 여성호르몬의 급격한 변화가 왔을 때도 원인이 된다.

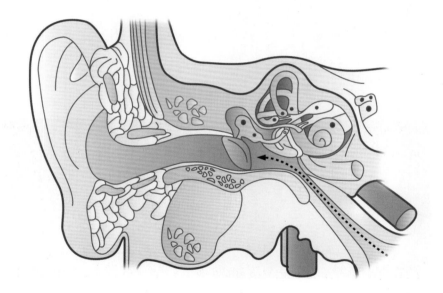

이관개방증이란 이관이 늘 열려 있어서 입안이나 코안의 숨소리나 기침소리 등이 고막에 크게 들리는 경우이다.

이관개방증의 원인을 정리하면 다음과 같다.

① 알레르기 비염, 아데노이드 비대
② 코 속 숨 쉬는 통로의 협소(만성·급성 비염, 감기 등)

③ 체질 문제: 마른 체형, 급격한 다이어트, 수분섭취 부족

④ 습관: 숨 쉬는 습관, 코 푸는 습관, 물 먹는 습관, 씹는 습관

⑤ 치아 부정교합: 턱관절 문제

⑥ 만성 스트레스, 독소, 간 해독 문제

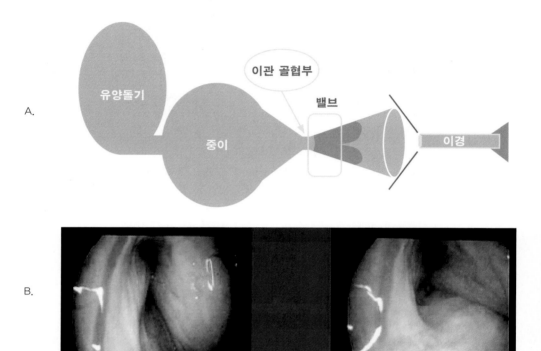

A. 좌측 중이에서 깔대기 모양의 협부를 통해 이관은 코로 연결된다.

B. 이관개방증 환자의 코를 통해서 이관을 관찰한 그림이다. 좌측은 이관이 닫혀 있고 우측은 열려 있다.

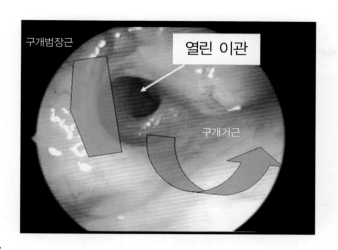

구개범장근

열린 이관

구개거근

이관이 열려 있다.

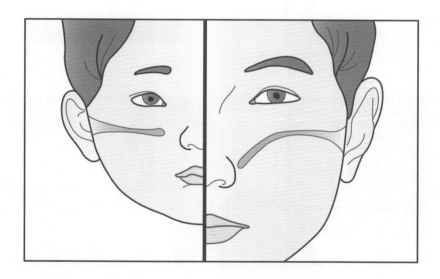

아이와 어른의 이관 각도에는 차이가 있다. 아이들은 이관이 거의 수평이기 때문에 알레르기 비염이나 감기 몸살이 있는 경우에 이관을 거쳐 염증물질이 귀 속으로 들어가므로 중이염이 흔히 발생한다.

(2) 검사

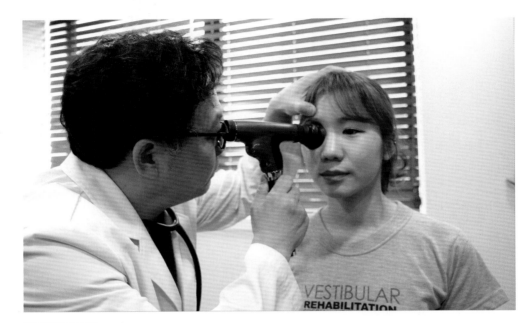

안구검사를 한다.

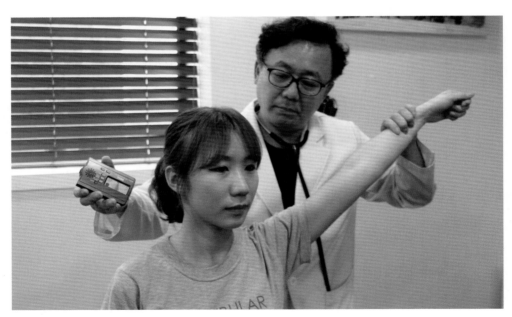

소리에 민감한지 근육반응검사를 한다.

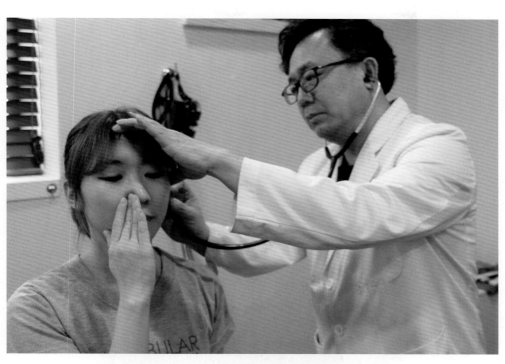

환자에게 반대 코를 막고 한쪽 코로 숨 쉬게 하면서 고막을 청진 내지 관찰한다.

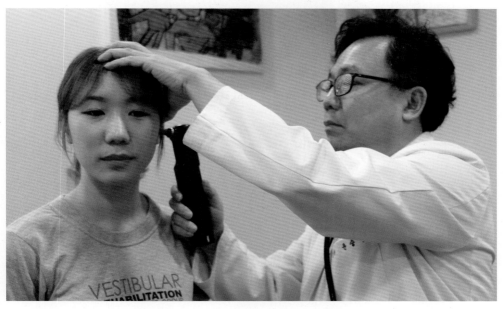

이명 주파수에 맞는 소리를 듣게 하면서 동시에 고막을 검사하는 이경검사를 한다.

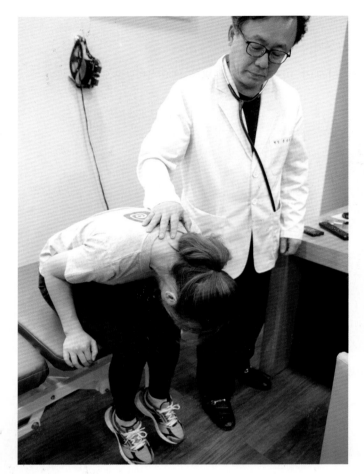

환자의 머리를 숙여 다리로 넣게 한다. 귀 먹먹함이 좋아지는지 확인한다.

(3) 치료

(가) 일반적 치료법

① 체중을 일단 늘린다.

② 매일 아침저녁으로 다리를 높이고 있는데, 하루 20분씩 2주간 시행한다.

③ 커피와 술, 담배를 끊는다.

④ 스트레스를 철저히 줄이고 밤 11시 이전에 숙면을 취한다.

⑤ 오메가 3와 타우린, 비타민 B 복합체를 복용한다. 와우 플러스와 오메가 큐를 섭취한다(부록 참조).

⑥ 알레르기 비염과 기관지 천식 문제를 일으킬 수 있는 음식을 피한다(밀가루, 콩, 우유, 옥수수, 계란 흰자위 등).

⑦ 빙빙 비강스프레이와 이관탕 처방을 받으면 유용하다.

⑧ 체질침과 두개천골요법, 턱관절 카이로프랙틱 교정치료를 받으면 효과적이다.

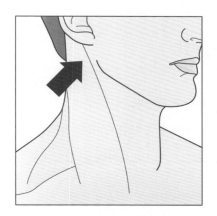 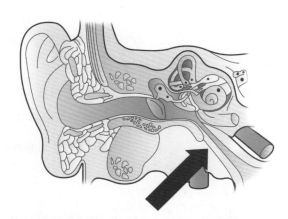

귀 밑의 흉쇄유돌근 근육을 가볍게 누르면 이관을 살짝 닫아주는 역할을 하기 때문에 일시적으로 증상이 좋아진다.

(나) 기타 치료법

① 이관 혹은 이관 인두구를 기계적으로 좁히는 방법

② 이관 주위의 혈류를 증가시키는 방법

③ 고막을 천공해서 고막이 병적 진동을 일으키지 않도록 하는 방법

④ 신경안정제 투여

(다) 수술적 치료

① 고막환기관 삽입술: 이는 고막에 환기관을 삽입해서 외이와 중이를 환기시킴으로써 개방성 이관을 돕는 방법인데, 50% 정도 효과가 있다고 알려져 있지만 부작용 또한 심하다고 한다.

② 이관의 중이개구부 튜브 삽입술

③ 이관의 비인강개구부를 좁히는 수술: 이는 콜라겐이나 연골 조각을 비인강개구부에 삽입해서 봉합하는 이관재건술로, 개방성 이관을 마지막으로 해결하는 수술법이다. 하버드의대의 Denis Poe 교수가 전문가이다.

(라) 약침액과 아로마 및 생리식염수를 통한 이관 치료

알레르기 비염이나 위산역류로 인해 이관 내에 염증이 발생하면 이관 주변 세포가 장애를 받으면서 이관개방증이 생긴다. 이 경우에 생리식염수나 한약을 증류한 약침액, 아로마 허브추출물 등을 통한 이관 치료는 염증을 제거함으로써 다시 이관을 정상 너비로 좁혀준다.

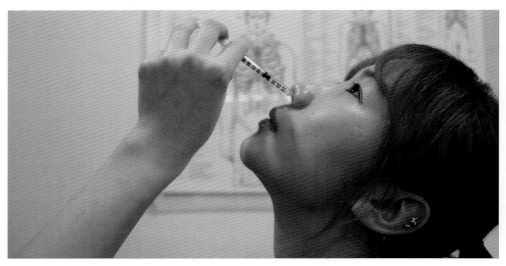

한약을 증류해서 만든 약침액을 증류수와 아로마에 가미해서 만든 이관액을 넣고 있다.

(4) 이관폐쇄증도 이관개방증으로 간다

이관이 환기와 통기가 잘 안 되고, 비인두강에서 역류하는 소리와 이물질들을 중이와 함께 막아주는 역할을 못하며, 중이강의 청소 역할을 돕지 못할 때 이관은 불량하게 된다. 이러한 이관기능부전은 만성 장액성 중이염을 유발하고 고막의 경한 함몰에서부터 진주종에 이르기까지 일련의 질병을 일으킬 수 있다.

이관에서 대부분의 문제가 오는 부위는 중이에 가까운 가장 좁은 협부(isthmus)가 아니라 연골이 있는 쪽 부위이다.

이관내시경을 통해 보면 이관 내 점막의 부종과 이관 전외측벽의 움직임 둔화를 관찰할 수 있는데, 이러한 경우에 구개범장근(TVP)이 수축 이완을 잘 못한다. 이관 내 점막에서 점액이 심하게 나오면 이관을 막아서 붓게 하기 때문에 문제가 생긴다.

구개범장근과 구개거근(levator veli palatini)은 이관의 개방을 돕는 근육이지만 위축이 되면 이관의 기능이 떨어진다. 이관 내 점막이 붓고 구개 근육들에 문제가 생기면 환자들은 답답하고 귀가 먹먹하기 때문에 자기도 모르게 코를 심하게 풀거나 코를 훌쩍거리고 킁킁대는 습관이 생기며, 결국엔 이관개방증을 일으키게 된다.

(5) 이관개방증과 세반고리관결손 증후군의 비교

자가강청의 경우에는 이관개방증과 세반고리관결손 증후군의 비교가 필요하다. 코로 호흡을 할 때 이관개방증에서는 고막의 움직임이 나타나지만 세반고리관결손 증후군에서는 움직임이 없다. 세반고리관결손 증후군에서는 코로 호흡을 해도 호흡으로 인한 소리가 두개골로 증폭되어 크게 들리지 않는다.

이관 점막에 염증이 생기는 이유는 크게 두 가지이다. 역류성 식도염으로 위산과다증이 비인두강까지 영향을 미쳐서 염증을 일으키는 경우이다. 다른 하나는 알레르기 비염이나 천식 등으로 콧물이 나고 염증이 생기는 경우인데, 이관이 붓고 통증을 동반한다.

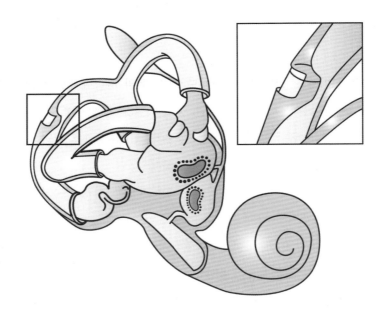

세반고리관결손 증후군

상반고리관에 골피열이 생기면 귀 속에 압력이 있거나 큰소리를 듣게 될 때 눈동자가 떨리는 동요시와 함께 어지럼증 및 이명이 나타나고 자가강청과 청각과민증이 오는데, 이를 상반고리관피열 증후군이라고 한다.

3. 혈관성 이명: 옆 사람도 들리는 이명

50대 남성 환자가 내원했는데, 비만과 고혈압이 있고 밤에 코를 많이 곤다고 함께 온 부인이 부연설명을 해주었다. 그런데 환자 스스로 이명 소리를 느끼는 것뿐만 아니라 부인도 밖에서 이명 소리가 들린다고 한다. 대부분의 이명은 주관적이라서 환자만 듣는 것이 정상인데, 어째서 옆에 있는 사람까지 환자의 이명 소리가 들리냐는 것이다. 대학병원 검사에서도 특별한 원인을 찾지 못했다고 한다.

혈관성 이명(pulsatile tinnitus)은 심장박동과 비슷한 리듬으로 소음이 나는 경우가 많다. 심장박동과 일치하지 않는 리듬으로 나는 이명도 있는데, 이를 간대성 근경련 (myoclonic muscular activity)이라고 한다.

혈관성 이명은 환자 스스로만 듣는 경우도 있고 주위 사람에게도 들리는 경우도 있다. 전체 이명의 4% 정도를 차지하며, 혈액이 흐르는 속도에 따라 영향을 받고 특히 경동맥 및 두개골 기저부 혈관내 혈류와 관계가 많다.

혈액의 흐름에 따른 이명은 다음 몇 가지 원인이 있다.

① 힘든 운동이나 갑상선염, 임신, 빈혈 등이 혈류에 영향을 미친다. 고혈압약, 특히 안지오텐신 전환효소(ACE) 억제제와 칼슘채널차단제 그리고 협심증을 포함한 심혈관 장애가 혈관성 이명을 유발할 수 있다.

② 경동맥과 대뇌동맥 안에서 특정 혈관이 좁아져 있는 경우에 혈액의 속도가 아주 빨라지면서 이명 소리를 낸다.

③ 대뇌 죽상동맥경화증인 경우에 이명이 생긴다.

④ 전음성 난청이 고막 천공 등과 함께 오면 몸에서 나는 소리에 예민해지기 때문에, 청각 감수성이 민감해지면서 혈관 속의 소음에 대해 청각뇌신경계가 과민해지고 이명을 느끼게 된다.

그 외에 원인을 알 수 없는 양성 두개강내 고혈압인 경우에 눈이 침침하며 머리가 아프고 어지러우면서 청력이 떨어지고 귀충만감이 있으면서 혈관성 이명이 나타나며, 누운 자세를 취할 때 혈류의 압박으로 인해서 더욱 증상이 심해진다. 가임기 여성 중 비만한 분들에서 이런 경우가 많은데, 편두통성 어지럼증과 잘 구별해야 한다. 안구검사를 해보면 시신경유두부종이 나타나는 경우가 많다.

혈관성 이명은 항생제나 피임약, 여성호르몬, 진통소염제와 스테로이드 약물 과다복용으로 오는 경우도 많다. 체중을 빼고 스트레스를 줄이며 철저한 저염식을 하고 체내 습담, 노폐물 등을 정화 및 해독하는 영양제와 한약을 복용하면 탁월한 결과가 나타난다. 아울러 소리치료인 이명재활훈련은 반드시 병행해야 하는 치료이다.

4. 근경련성 이명: 딱딱딱~ 소리가 옆 사람에게도 들리는 이명

중이 근경련(middle ear myoclonus)과 구개 근경련(palatal myoclonus)에 의해서도 이명이 올 수 있다.

중이 근경련성 이명은 중이 안에서 이소골에 붙어 있는 등골근과 고막장근의 경련으로 인해 발생한다. 등골근에 경련이 오면 보통 웅웅거리거나 '치치치' 하는 소리가 나지만 고막장근에 경련이 올 때는 '딱딱' 또는 '탁탁' 하는 소리가 나는 것이 차이이다.

구개 근경련성 이명은 이관에 붙어 있는 연구개의 근육들이 과긴장되어 리드미컬하게 수축 이완을 반복하며 떨어서 나는 이명 소리이다. 뇌줄기 기저핵의 신경학적 문제와 함께 하올리브(inferior olive)와 소뇌의 불균형이 원인이다.

이는 소뇌와 기저핵의 글루타메이트, 가바 및 도파민 신경전달물질이 제대로 작동을 못하는 경우인데, 세포 내의 미토콘드리아에서 에너지 대사가 잘 되지 않을 때 오는 현상이다.

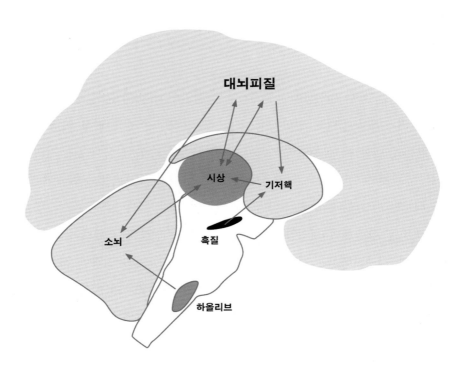

이명 환자 가운데 가끔 손을 떨거나 글씨가 제대로 잘 써지지 않고, 걷는 동작이 느리고 붕 뜬 느낌이 있으며, 눈이 침침하고 잘 안보이며, 안검이 떨리고, 말이 어눌하며, 자주 우울하다면 이 경우를 항상 의심해봐야 한다.

양방에서는 보톡스 주사를 놔서 근육을 이완시켜 주지만 효과가 일시적이다. 이때 식이요법이나 심리적 이완, 이명재활훈련 등과 함께 약침과 봉침요법이 더해지면 효과가 매우 탁월하다.

5. 주시유발 이명: 눈의 소리가 들려요!

환자들이 눈동자를 어느 한쪽 방향(좌우상하)으로 돌릴 때 이명이 커지거나 작아지고 높아지거나 낮아진다고 한다. 과거에는 이런 경우가 드문 것으로 생각되었지만 최근에는 증가 추세에 있다. 청신경종양 또는 소뇌교각종양 수술을 한 후에 생기는 경우가 많다. 청신경초종과 소뇌교각부종양은 청각신경을 압박하면서 이명을 유발하며, 달팽이관의 혈류를 막기 때문에 난청도 함께 온다.

주시유발 이명(gaze evoked tinnitus, GET)은 세 가지 특징을 갖는데, 눈을 움직일 때 이명이 커지면서 눈동자가 떨리는 안진이 생기고 안면신경에 문제가 온다. 이 이명은 시각과 청각의 경로가 시상 및 중뇌와 그리고 전정기관 및 달팽이관의 말초신경과 교감을 통해서 상호 관련이 있음을 잘 보여준다.

환자의 눈동자를 상하좌우로 쳐다보게 하면서 이명이 더욱 커지는지 작아지는지를 확인하는 것이 중요하다. 눈을 여러 번 움직이게 한 후에 다시 청력검사를 하는 것도 가치가 있다. 눈동자를 많이 움직인 이후에 이명이 생기거나 커지거나 혹은 작아진다면 일단 소뇌와 청각신경의 기능을 확인해야 한다.

소뇌는 자세를 유지하고 자율신경을 돕기도 하지만 눈동자의 움직임에도 관여한다. 소뇌의 기능이 약한 사람들은 자세가 구부정하고 보행동작이 굼뜨며 어지럽다고 한다. 특히 스폰지 위에 서 있거나 배 위에 떠 있는 느낌이 있고 몸이 흔들리며 걷는 동작이 불안정하다. 소화기능이 떨어지고 소변을 자주 보며 기억력이 현저히 약하고 손을 떨기도 한다. 특히 목소리가 약하고 떨린 목소리를 자주 낸다. 눈동자의 상하좌우 움직임은 대뇌와 중뇌, 소뇌의 합작품인데, 소뇌에 문제가 오면 눈동자가 떨리고 시야가 흔들리며 눈이 침침하면서 어지럽다는 표현을 많이 한다.

소뇌위축증은 아주 심하지 않으면 MRI에서 이상이 나오지 않는다. 자세가 구부정하고 손을 떨며 글씨가 흔들리고 시야가 침침하면 기저핵의 병변인 파킨슨병과 소뇌위축증을 항상 의심하면서 관찰해야 한다. MRI에도 이상이 잘 나오지 않아서 확진 받기가 쉽지 않은 병들이다. 이 두 가지 병은 일단 확인이 되면 치료가 잘 안 된다.

주시유발 안진이 보인다고 해서 무조건 종양만을 의심해선 안 된다. MRI에서 이상이 나오지 않는 경우도 많기 때문이다.

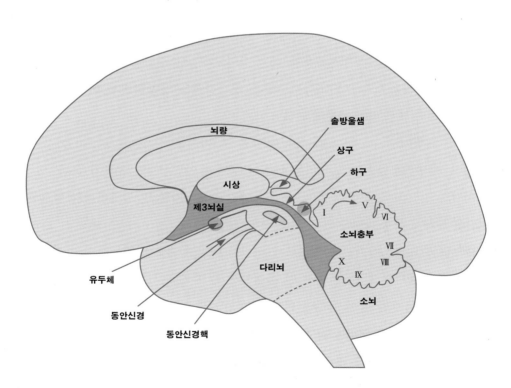

상구(superior colliculus)는 뇌의 기저부에 있는 구조물로 눈 운동의 조절에 중요하다. 시신경 내의 신경섬유 중 일부는 상구에서 시냅스를 이룬다. 중뇌의 상부에 있는 돌출부로 시각계의 일부이다. 하구(inferior colliculus)는 중뇌의 덮개(tectum)를 구성하는 한 부위로 청각정보를 받아서 청각피질로 전달한다.

눈동자의 과도한 움직임은 눈을 움직이는 근육과 동안신경을 통해서 소뇌와 대뇌, 중뇌에 있는 상구의 상호 작용을 과잉 흥분케 하는데, 이때 청각신경계와 직간접적인 교류를 하게 된다. 상구와 하구의 교류, 시상 내에서 시각과 청각의 교류, 대뇌에서의 상호 교류 등으로 눈동자의 움직임이 청력 및 이명과도 기능적으로 연결되어 있음을 알 수 있다.

청신경종이나 소뇌 병변, 외림프누공이 있는 경우에 빠르고 깊게 과호흡을 시켜보면 눈동자가 떨리는 안진이 생기는 경우를 본다. 혈중 산도와 칼슘 농도의 변화가 신경을 흥분시키면서 안진을 일으키는 것이다. 소리로 자극했을 때 눈동자가 떨리는 경우도 있는데, 이를 툴리오 현상(Tullio phenomenon)이라고 한다. 외림프누공이나 세반고리관결손증이 있는 경우에 볼 수 있다.

나는 이명 환자가 오면 항상 저주파에서 고주파까지 다양하게 소리 자극을 주면서 적외선 고글을 통해 환자의 안진을 살핀다. 이명이 있는 많은 환자들에서 소리 자극을 줄 때 눈동자의 떨림을 관찰할 수 있는데, 세반고리관결손증이 없어도 신경생리적 기능이상인 경우가 많으므로 주시유발 안진과 함께 기능적 툴리오 현상을 보면서 청각과 시각의 상호 교감을 느낄 수 있다. 치료에 많은 응용이 되는 것도 사실이다.

6. 이명과 울화병 및 감정뇌

이명 환자들은 모두 스트레스가 많고 화병이 많은 분들이다. 엄마 뱃속에 있을 때 엄마의 스트레스가 많았거나, 태어나서 어릴 때 스트레스를 받고 자랐거나, 혹은 스트레스에 아주 민감한 체질이었는지 모른다.

인생을 너무 독하고 철저하게 자기 희생적으로 사는 분들도 이명이 잘 오는 반면, 작은 스트레스에도 불안하고 긴장하며 공포에 떠는 약심장인 분들도 이명이 잘 온다. 화를 잘 내고 고집이 세며 남의 말을 잘 듣지 않고 이래라 저래라 명령을 잘 하는 권위적인 사람들도 이명이 온다.

이렇게 감정적으로 엎치락 뒤치락하는 분들은 콩팥 위 부신기관 내에서 스트레스 호르몬인 코티졸과 아드레날린이 심하게 나오고 이들 호르몬이 달팽이관 내의 털세포에 독소로 작용하면서 활성산소를 유발하게 되어, 청각세포인 털세포들의 기능이 약해지고 심하면 털세포가 빠지면서 돌발성 난청이 온다.

급격한 스트레스는 모발의 탈모뿐만 아니라 원형탈모증까지도 오게 하듯이 달팽이관 내의 머리카락세포(털세포)인 청각세포 역시 탈모가 되면서 감각신경성 난청을 유발한다. 소리를 적절히 잘 걸러 청각뇌로 보내주는 중간자 역할을 하는 달팽이관 내의 털세포가 빠져서 충분한 소리 전달을 못해주면 중추청각뇌는 열을 받아서 흥분하기 시작한다. 이것이 이명이다.

자식이 학교에서 열심히 공부하지 않고 딴 짓만 하고 다니면 부모는 열을 받기 시작한다. 화를 내거나 아니면 과외를 더욱 열심히 시키려고 사방팔방 다니면서 자식을 위해 더욱 많은 수고를 한다. 공부를 아주 잘하거나 아니면 전혀 못하면 부모가 신경을 쓰지 않아도 알아서 해결이 된다. 그런데 중간 정도 되는 아이들은 내버려두면 도태되고 채찍질을 하면 나름 공부를 하게 되기 때문에, 이런 중간 정도의 학생을 둔 부모는 늘 힘들다. 이와 같은 부모들에서 이명이 잘 오기도 한다.

한편 고등학교 내내 1등만을 하던 아이가 수능시험에서 터무니없는 점수를 받아 들어갈 대학이 별로 없을 때 엄마는 허탈해한다. 빙빙한의원에 이명으로 내원하신 실제 학부형 엄마다. 1년 재수를 각오하고 용인에 있는 전문학원에 아이를 등록시킨 후 허탈해하며 이명을 치료받게 된 엄마의 슬픈 이야기다.

공부를 열심히 하지 않는 자식을 둔 부모가 흥분하듯이 실제로 달팽이관이 제 기능을 100% 소화하지 못하면 청각뇌(auditory cortex)가 흥분하고 이명이 생기며 두통이 오고 불면증도 발병한다.

우리의 몸은 24시간 뇌를 향하여 적절히 정보와 자극을 줘야 한다. 하느님과 인간이 소통하고 내 마음속 부처님과 내가 둘이 아니듯이 뇌와 우리의 몸은 하나로 소통해야 한다. 이것을 신경학 용어로 구심로(afferentation)라고 한다. 적절한 운동과 활동 등의 자극이 늘 유지되어야 뇌가 건강해진다는 뜻이다.

가령 어지럼증이 있고 균형감각이 약한 어르신이 빙판길에서 살짝 미끄러져 대퇴

골이 골절되면 요즘엔 수술이 발달되어 정형외과에서 간단한 수술을 받고 며칠 내로 퇴원하게 되는데, 이때부터 문제가 온다.

활동에 제한이 있고 오랜 기간 누워 있으면 바로 구심로차단(de-afferentation)이 오게 되면서 뇌 기능은 떨어지고 소화도 안 되며 여기저기 통증이 생기고 폐렴도 잘 오며 기분이 우울하고 불안한 증상도 생긴다. 이 모든 것이 신체를 적절히 움직여주지 않아서 구심로차단이 일어나 오는 부작용들이다.

구심로차단이 되면 시상에서 대뇌로 가는 중추신경계가 모두 흥분하면서 쉽게 통증을 느끼고 감정세계가 불안해진다. 이유 없이 화가 나고 잠이 안 오며 우울해진다. 구심로차단은 이명뿐만 아니라 만병의 근원이 되는 셈이니, 우리가 운동을 강조할 수밖에 없는 이유이다.

턱관절이나 상부 경추, 머리를 다치거나 교통사고를 당한 경우, 고막을 면봉으로 잘못 건드려서 천공된 경우, 소음성 난청이 있는 경우, 독소나 활성산소가 있거나 노화로 인해서 털세포가 퇴행성을 갖는 경우에서 모두 이명이 오는데, 청각뇌는 과잉 흥분하게 된다. 이것을 신경가소성 리모델링(plastic reorganization)이라고 부른다. 이런 경우에 대부분은 고주파 음역대에서 이명이 들린다고 한다.

최근 연구에 의하면 청각뇌뿐만 아니라 청각뇌와 연결되는 시상(thalamus, MGN)의 기능도 심하게 과잉 흥분된다고 한다.

감정뇌(limbic brain)와 관련된 부위는 앞쪽대상회(anterior cingulate gyrus), 복내측 전전두엽(medial prefrontal lobe), 안와전두엽(orbitofrontal lobe) 등인데, 한쪽으론 시상과 연결되어 있고 다른 쪽으론 측좌핵과 소통한다.

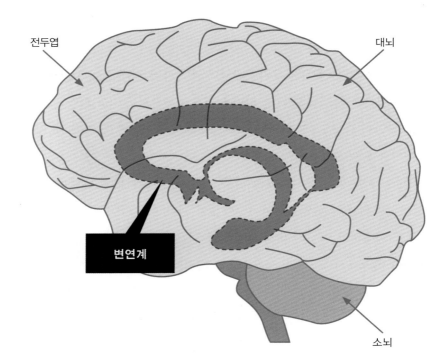

전두엽

대뇌

변연계

소뇌

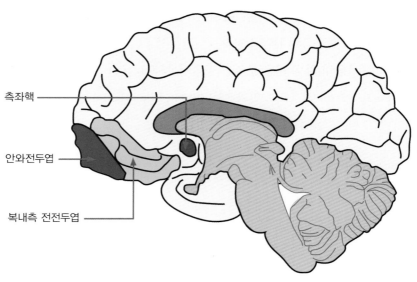

측좌핵

안와전두엽

복내측 전전두엽

감정뇌

측좌핵은 도파민과 세로토닌을 함유하고 있는 쾌락중추이면서 보상중추의 역할을 한다. 측좌핵을 포함한 감정뇌들은 시상그물핵(thalamic reticular nucleus, TRN)을 적절히 조절해주는데, 이 시상그물핵들은 중추청각뇌의 과잉 흥분 상태를 미리 억제하고 조절해주는 역할을 한다. 세로토닌을 통해서 측좌핵을 강화하여 주면 과잉 흥분 상태인 청각뇌의 균형을 맞춰주기 때문에 수면에도 도움이 되고 이명 치료에도 효과적일 수 있다.

이명이 있으면서 숙면이 안 되고, 기분이 우울하며, 탄수화물을 좋아하고, 체중이 증가하며, 밖에 나가 활동하는 것을 좋아하지 않는 분들은 분명 세로토닌 문제가 있다. 이 경우에 트립토판이 풍부한 아미노산 영양제나 음식을 충분히 먹는 것이 중요하다.

만일 이명이 있으면서 집중력이 떨어지고, 커피나 담배를 끊기 힘들며, 청소년 시기에 과잉흥분장애가 있었거나, 의욕이 떨어지고, 무슨 일을 해도 손에 잘 잡히지 않는 전두엽 기능이 약한 분이라면 도파민이 부족한 경우에 해당되므로 도파민이 풍부한 음식을 먹어야 한다. 도파민이 심하게 부족하면 과잉행동장애나 파킨슨병이 오고 도파민이 지나치게 많으면 정신분열증이 온다는 클래식한 정신과 이야기는 상식적으로 참조하자.

감정을 담당하는 감정뇌에서 측좌핵을 거쳐 시상그물핵과의 적절한 조율이 없다면 이명이 쉽게 올 수 있음을 명심해야 한다. 도파민과 세로토닌의 적절한 상호 조화가 있어야 이명이 예방되고 치료될 것이다.

127

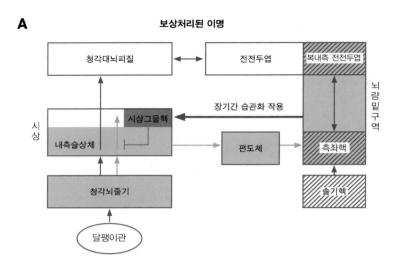

A 보상처리된 이명

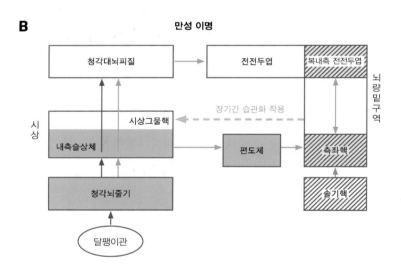

B 만성 이명

- 측좌핵과 복내측 전전두엽은 지속적으로 들리는 불쾌한 소리들을 걸러주고 적응시켜 주는 역할을 한다.
- 소리는 달팽이관을 통해 뇌줄기와 내측슬상체(시상)를 통해서 청각 대뇌피질로 전달되어 '소리를 인지'하게 된다.
- 똑같은 소리신호는 편도체를 통해 변연계와 전전두엽으로 전달되어 소리의 감정적인 부분을 느끼게 된다.
- 변연계와 전전두엽으로부터 자극을 받은 시상그물핵은 불쾌한 잡음을 걸러주는 역할을 하는 시상을 적절히 제어한다.
- 지속적으로 시끄러운 소음들이 대뇌의 '인지영역'에 도달하지 못하게 필터 역할을 해주는 것이 변연계와 전전두엽이다.
- 달팽이관 털세포의 손상이나 노화, 갑작스런 소음 노출이 있으면 중추청각계 세포들의 과잉 흥분을 초래하

면서 이명이 처음 발생한다.
· 측좌핵 시스템이 정상적으로 작동하면 이명은 필터링이 되어 대뇌로 전달되지 않는다(그림 A의 보상처리된 이명).
· 만일 측좌핵 계통에 문제가 생기면 시상에서 대뇌로 가는 경로가 흥분되면서 만성 이명이 오게 된다(그림 B의 만성 이명).
· 측좌핵을 조절하는 솔기핵은 세로토닌 생성에 관여하고 수면을 돕는 작용을 하는데, 문제가 생기면 이명 외에도 불면증, 우울증을 유발하는 원인이 된다.

7. 이명과 세로토닌: 불면증과 우울증 환자

* 아래 글은 필자가 번역한 도서출판 북라인의 『뇌체질 사용설명서』 중 일부를 참조했다.

(1) 세로토닌 결핍 증상

세로토닌이 부족하면 이명 외에도 다음과 같은 증상들이 나타난다.

· **신체 증상**: 후각이상, 수면자세이상, 통증, 알레르기, 관절염, 요통, 흐린 시력, 울렁증, 탄수화물중독증, 숨 막힘, 차고 끈적끈적한 손, 변비, 설사, 연하곤란, 어지럼증, 약물과 알코올 중독증, 약물 부작용, 구강건조증, 조열감 혹은 창백함, 환각, 두통, 고통/즐거움의 역치 높음, 과민성, 기면증, 고혈압, 불면증과 조기 기상, 목의 결절, 근육긴장, 오심, 야간 땀, 두근거림(심계항진), 지각이상, 생리전증후군 혹은 과도한 생리출혈, 조루, 여성의 조기 오르가즘, 짠맛 당김, 숨 가쁨, 힘없는 맥박, 떨림, 빈뇨, 구토, 체중 증가, 하품

· **인격 장애**: 상호의존성, 이인증(depersonalization), 우울증, 충동성, 예술적 감상능력 결여, 몰상식, 즐거움의 결핍, 고독한 행동, 자학적 경향, 강박증, 편집증, 완벽주의, 공포, 분노, 자기몰두, 수줍음

· **기억력 문제**: 혼돈, 기억상실, 다루기 벅찬 많은 생각들

· **주의력 문제**: 집중곤란, 과잉경계, 부산함

(2) 세로토닌 식단

세로토닌 체질의 균형을 유지하기 위한 가장 쉽고 자연적인 방법은 먹는 음식을 잘 선택하는 것이다. 세로토닌 균형 식단의 목표는 몸에 충분한 트립토판을 공급하는 것인데, 트립토판은 몸 안에서 세로토닌으로 변하는 아미노산이다. 트립토판은 칠면조 같은 고단백 식품에 들어 있으며, 자연스럽게 잠이 잘 오도록 돕는다. 그래서 추수감사절 만찬 후에는 포만감이 들면서 나른해지는 것이다. 트립토판을 충분히 섭취하면 수면제를 곧 끊을 수 있을 것이다.

나이가 들면서 트립토판의 필요량은 줄지만 성인의 하루 권장량은 200㎎이다. 트립토판이 많이 든 음식을 먹어주면 이 정도 양은 쉽게 섭취한다. 예를 들어 맥아 한 컵에는 트립토판 400㎎이 들어 있다. 저지방 코티지치즈(cottage cheese, 부드러운 백색치즈) 한 컵에는 300㎎, 닭고기와 칠면조 450g에는 600㎎이 들어 있다. 다음은 트립토판이 많이 함유된 식품의 목록이다. 세로토닌 수치를 올리고 싶으면 매일의 식단에 이 식품들을 많이 첨가하도록 한다.

세로토닌 다이어트: 트립토판 함유 식품

식품	양	함유량(g)
아보카도	1개	0.40
치즈	28g	0.09
닭고기	180~240g	0.28
초콜릿	1컵	0.11
코티지치즈	1컵	0.40
오리고기	180~240g	0.40
계란	1개	0.40
그라놀라*	1컵	0.20
인스턴트 가공육	180~240g	0.50
오트플레이크	1컵	0.20
돼지고기	180~240g	1.00
리코타	1컵	0.30
소시지	180~240g	0.30
칠면조고기	180~240g	0.37
맥아	1컵	0.40
우유	1컵	0.11
가금류	180~240g	1.15
요구르트	1컵	0.05

* 납작귀리에 건포도나 황설탕을 섞은 아침식사용 건강식품

* 세로토닌 결핍시 당기는 것들

세로토닌 체질은 특히 세로토닌이 결핍되었을 때 파스타, 밥 같은 단당류나 소금이 당기는데, 이것들은 저장된 세로토닌을 방출케 하고 기분을 아주 좋게 한다. 하지만 과다한 나트륨은 몸에 극도로 좋지 않고 고혈압일 때 특히 그렇다. 단당류를 많이 먹으면 체중 증가로 직결된다. 소금, 짠 스낵, 단당류는 피해야 한다.

세로토닌 체질에서 동시에 중요한 문제는 술 종류를 제한하는 것이다. 술이 당겨서 세로토닌 균형에 잠시 도움이 될지 모르지만 장기적 영향은 파괴적일 수 있다. 알코올 섭취를 하루 두 잔, 주 2회로 줄인다면 뇌와 몸을 상하지 않고 잘 유지할 수 있을 것이다.

(3) 세로토닌 영양제

세로토닌 식단을 지키고 싶은 마음은 굴뚝같아도 항상 지킬 수는 없을 것이다. 그러나 뇌는 여전히 세로토닌을 원한다. 이미 시판되고 있는 비타민과 영양제를 복용하는 것은 세로토닌 영양소를 지속적으로 공급하는 훌륭한 방법이다. 이런 영양제들은 늦은 저녁 잠자기 전에 섭취하는 것이 가장 좋다. 잠을 잘 자게 하기 때문이다.

이 세로토닌 관련 천연 영양제들은 약처럼 빠르진 않지만 같은 효과를 낸다. 예를 들어 트립토판 영양제는 탄수화물중독증, 저혈당, 공격적 행동, 불면증에 긍정적인 효과를 준다고 밝혀졌다. 처방전으로 구매 가능한 트립토판은 또한 부드러운 천연의 성장호르몬 활성제이다. 극단적인 경우에 자살시도가 우려되는 환자나, 잘 흥분하는 환자나, 우울증 환자에도 트립토판 영양제가 잘 든다. 밤에 트립토판, 아침에 티로신을 병행하면 대개 시중의 항우울제와 같은 효과를 본다. 트립토판은 또한 정신분열병과 파킨슨병에 좋고 심지어 간대성 근경련성 간질에도 효과가 있을 수 있다.

나는 '뇌기분'이라고 이름 붙인 독특한 세로토닌 영양제 처방을 개발했다. 이 처방은 티아민, 니아시나마이드, 엽산, 비타민 B12, 판토텐산, 5-하이드록시트립토판, 성요한풀로 되어 있다. 니아신은 콜레스테롤을 낮추는 비타민으로 가장 많이 연구되었지만, 그것이 변형된 니아시나마이드는 기분 안정과 우울증, 알코올 중독에 사용되고 있다. 이 처방은 뇌-마음-몸의 연결과 4대 뇌파(베타파, 알파파, 세타파, 델타파)의 균형을 향상시킨다. 또 불면증, 수면장애, 요통, 두통, 짧은 호흡, 생리전증후군, 공포증에도 효과가 있다. 적절하게 '뇌기분'을 사용하면 만족감, 평온함, 육체적 건강을 느끼는 뇌 균형 효과를 얻을 수 있다.

약과 호르몬을 병행하면 어떤 세로토닌 증상들은 아래의 특정 영양제에 더 잘 반응한다.

세로토닌 영양제(하루 권장량)

	경미한 결핍(0~5)	중등도의 결핍(6~15)	심각한 결핍(15 이상)
칼슘	500mg	750mg	1000mg
생선기름	500mg	1000mg	2000mg
5-하이드록시트립토판	100mg	200mg	400mg
마그네슘	200mg	400mg	600mg
멜라토닌	1/3mg	1/2~2mg	1~6mg
시계꽃	200mg	500mg	1000mg
피리독신(B6)	5mg	10mg	50mg
쎄미	50mg	100mg	200mg
성요한풀	200mg	400mg	600mg
트립토판	500mg	1000mg	1500~2000mg
아연	15mg	30mg	45mg

(4) 세로토닌 생활습관

영양제와 병행하는 세로토닌 체질 식단은 당신을 완전히 무너지지 않도록 붙잡아 줄 수 있는 건강한 생활습관의 하나이다. 부가적으로 규칙적인 유산소 운동을 꼭 한다. 운동은 잠처럼 뇌를 쉬게 하기 때문에 세로토닌 체질에 중요하다. 세로토닌 체질은 육체활동을 좋아하기 때문에 기분전환을 위하여 운동을 여러 가지 방법으로 변형시켜 해본다. 무슨 유산소 운동을 선택하든 주 3회, 최소 30분을 계속 한다. 혼자 하기 재미없으면 체육관에 등록한다.

세로토닌 체질의 위험은 노는 일에 열중하다 보면 내일의 건강을 생각하지 못한다는 것이다. 그러니 겨울에 대비해 도토리를 모으는 다람쥐 같은 성격으로 자신을 바꿀 필요까진 없지만, 하고 싶은 것을 다 하고 살 수는 없다는 점을 정말 알아야 한다. 당신은 은둔자가 될 위험은 절대 없다. 그러나 때때로 파티의 주인공을 남에게 양보한다. 그러면 모든 파티를 즐길 수 있을 것이다.

세로토닌 체질도 얼마간의 자기 성찰은 언제나 가능하다. 활동적인 일상에 기도, 명상, 요가, 노래 같은 것들을 넣어주면 자신 외의 다른 존재와의 교류를 만들어줄 수 있다. 평화와 고요의 느낌은 때때로 뇌를 쉬게 하고 깨어 있으면서 뇌를 복구시킨다.

* 연습: 노래를 통한 명상

노래 연습은 세로토닌 체질에 아주 좋다. 노래는 사고의 흐름과 부정적 생각을 차단하며, 몸과 마음을 느리게 만들어 뇌파 균형을 돕는다. 노래 명상을 하면 깨어 있으면서도 잠자는 효과를 얻을 수 있다. 다음의 연습은 간단한 리듬의 노래이다. 외울 때까지 지시를 따라한다. 그리고 나서 내면의 소리를 마음껏 느낀다.

· 적당한 온도의 방에서 바닥에 눕는다. 침대나 소파에는 눕지 않는다. 자면 안 된다. 타이머를 5분에 맞추고 몸을 이완시킨다.

- 눈을 감는다. 최대한 숨을 코로 들이쉰다. 숨을 멈추고 2까지 센다. 그러고 나서 모든 숨을 힘껏 내쉰다. 이 심호흡을 5번 한다.

- 모든 잡다한 생각들을 다 접는다. 눈은 아직 감고 다음의 구절을 큰소리로 말한다. '인생은 퍼즐 맞추기. 나는 건강과 행복을 누릴 자격이 있다.' 란 구절을 천천히 다시 말한다. 타이머 벨이 울릴 때까지 같은 어조로 여러 번 말한다.

- 눈을 뜬다. 다시 최대한 숨을 코로 들이쉰다. 숨을 멈추고 2까지 센다. 그러고 나서 모든 숨을 힘껏 내쉰다. 이 심호흡을 5번 한다.

8. 이명과 도파민: 비만 환자

(1) 도파민 관련 증상

이명 외에도 다음과 같은 증상들이 많이 있다면 도파민 문제에서 헤어 나오지 못하는 당신이다.

- **신체 증상**: 빈혈, 체중 증가나 감량의 어려움, 균형감각 상실, 관절통, 혈당조절 문제, 신장질환, 골밀도 저하, 어지러움, 탄수화물 중독, 성욕저하, 변비, 운동장애, 식욕쇠퇴, 수면발작, 체력 및 신체활동 저하, 니코틴 중독, 당뇨병, 비만, 설사, 파킨슨병, 오르가즘 저하, 느린 대사, 소화장애, 느리거나 경직된 운동, 기면, 약물남용, 식욕 증가, 단 음식 갈망, 머리와 얼굴의 떨림, 긴장감, 고혈압, 떨림, 고혈당, 방패샘 장애, 연하곤란

- **인격 장애**: 공격성, 쾌락적 행동, 분노, 스트레스 조절능력 상실, 부주의, 고립감, 우울증, 변덕, 관찰 받고 있다는 공포감, 지연행동, 무가치함/절망에 대한 죄책감 혹은 감정, 자기 파괴적 사고

- **기억력 장애:** 주의산만, 건망증, 가르침을 듣고 따라하기 힘듦, 작업기억력 부족, 추상적 사고의 부족, 사고과정의 속도 둔화

- **주의집중 문제:** 주의력집중 장애, 과잉행동, 각성상태 부족, 충동적 행동, 일 마무리 부족, 집중력 부족

도파민이 원래 부족한 사람이거나 아니면 도파민을 너무 남용해서 도파민이 부족해진 사람 모두 도파민 저하증으로 인해서 다음과 같은 문제들이 올 수 있음을 명심해야 한다.

집중력이 떨어지고 머리가 멍하며 판단이나 결정이 어려워진다. 아침에 일어나기 힘들고 머리가 맑지 않기 때문에 커피를 많이 마셔야 머리가 개운하다. 그런데 몇 시간 지나면 다시 머리의 상태가 흐려지기 때문에 또 커피를 자주 마셔야 한다. 커피 중독증이 생긴다. 밤에는 또 술을 마셔야 두 시간 동안 도파민이 일시적으로 재충전된다. 식사 후에는 또 담배를 피워야지 맘이 편해진다. 술, 담배, 커피가 환상의 삼각관계를 이루게 된다. 게다가 밀가루 종류가 많이 당겨서 라면도 좋아하고 칼국수, 순대, 튀김, 빵, 국수, 냉면 또한 너무 맛있다.

쓰고 있는 책과 논문들이 완성이 안 되고 자꾸만 느려터지는 것처럼 마무리가 어려워진다. 집중이 안 되고 마음이 산란하며 끈질긴 에너지가 떨어지기 때문이다. 섹스 또한 이제는 싫다. 예전엔 너무 좋아했던 섹스가 이제는 생각이 안 든다. 그나마 술에 많이 취해야 할 수 있는 섹스지만 조루 혹은 발기불능이 오고 여성인 경우 오르가즘이 없거나 질내 분비물이 나오지 않아서 성교통까지 있기 일쑤이다.

결국 피로, 집중력 저하, 의기소침, 우울과 순간적인 흥분 내지 핏대를 올리는 일이 잦아진다. 나중에는 소화까지 안 되며 아랫배에 가스가 차고 더부룩하며 설사와 변비가 왔다 갔다 한다. 과민성 대장 증세나 역류성 위염 등이 오기도 한다. 더 심하면 당뇨병이나 고혈압이 오기까지 한다.

이러한 시나리오가 이명과 함께 생각보다 먼저 나에게도 올 수 있으므로 자신을 둘러

봐야 한다.

(2) 도파민 식단

다음은 페닐알라닌과 티로신이 많이 함유된 식품의 목록으로, 매일의 식단에 이들 식품을 많이 추가해서 도파민 결핍을 회복시키도록 한다.

도파민 다이어트: 페닐알라닌 함유 식품

식품	양	함유량(g)
닭고기	180~240g	1.60
다크초콜릿	57~113g	0.40
코티지치즈	1컵	1.70
오리고기	180~240g	1.60
계란	1개	0.35
그라놀라	1컵	0.65
저지방 저염 치즈	28g	0.35
런천미트	180~240g	1.10
귀리플레이크	1컵	0.50
돼지고기	180~240g	1.30
리코타치즈(이태리치즈)	1컵	1.35
소시지	180~240g	0.50
대두	180~240g	1.20
칠면조고기	180~240g	1.60

호두	180~240g	1.40
맥아	1컵	1.35
야생동물	193g	2.60
요구르트	1컵	0.40

도파민 다이어트: 티로신 함유 식품

식품	양	함유량(g)
닭고기	180~240g	0.40
초콜릿	1컵	0.40
코티지치즈	1컵	1.70
오리고기	180~240g	0.60
계란	1개	0.25
그라놀라	1컵	0.40
귀리플레이크나 납작귀리	1컵	0.35
돼지고기	180~240g	1.20
리코타치즈(이태리치즈)	1컵	1.50
칠면조고기	180~240g	0.70
맥아	1컵	1.00
야생동물	193g	1.50
요구르트	1컵	0.40

* 도파민 결핍시 당기는 것들

만일 당신에게 도파민 결핍이 있다면 단것이나 카페인을 달고 살지 모른다. 이 두 가지는 우리가 부족하다고 느끼는 에너지를 증강시킨다. 이러한 식품을 먹으면 일시적으로는 확실히 효과가 있겠지만 장기적으로는 완전히 몸을 망가뜨린다. 커피를 너무 많이 마시면 부정맥과 함께 신경과민을 유발하고 쉽게 화가 날 수 있다. 설탕을 너무 많이 섭취하면 갑자기 살이 찔 뿐 아니라 인슐린과 당의 비율이 깨져서 제2형 당뇨병이 올 수 있다.

도파민 결핍을 회복시키고 싶다면 정제당과 정제밀로 만든 제과류를 식단에서 가능한 제외하고 카페인 음료는 하루에 2잔으로 제한한다.

도파민 관련 질병으로 콜레스테롤을 줄여야 한다면 포화지방산이 많은 음식을 제외하고 탄수화물을 절제해야 하는데, 이러한 식이요법은 체중을 줄이고 피로를 회복시키는 데 도움을 줄 수 있다.

페닐알라닌과 티로신의 섭취를 늘리면 도파민을 최적의 수준까지 회복시킬 수 있다. 당신의 몸은 설탕이나 카페인이 아니라 이러한 아미노산을 통해 에너지를 얻는다. 몸이 스스로 에너지를 만들기 때문에 더 이상 일시적으로 에너지를 주는 음식들을 찾지 않는다.

식습관을 바꾸는 것은 쉽지 않다. 하지만 도파민 식단의 효과는 몇 주 후에 뚜렷이 나타난다. 에너지 수준은 올라가고 집중과 사고가 확실해지며 잠을 편히 잘 수 있다. 시간이 지나면서 아마도 소화제나 수면제 같은 약물을 끊게 될 것이다.

(3) 도파민 영양제

뇌 에너지를 위한 도파민 영양소(하루 권장량)

	경미한 결핍(0~5)	중등도의 결핍(6~15)	심각한 결핍(15 이상)
페닐알라닌	500mg	1000mg	1000~2000mg
티로신	500mg	1000mg	2000mg
메티오닌	250mg	500mg	1000mg
로디올라(홍경천)	50mg	100mg	200mg
피리독신	5mg	10mg	50mg
비타민 B 복합체	25mg	50mg	100mg
포스파티딜레시틴	50mg	100mg	200mg
깅코빌로바	50mg	75mg	100mg

이미 시판되고 있는 비타민과 영양제를 복용하는 것은 도파민에 좋은 영양소를 지속적으로 공급하는 훌륭한 방법이다. 이런 약제들은 에너지와 관련되어 있어서 아침이나 점심식사 후 배가 부른 상태에서 복용하는 것이 가장 좋다. 편히 쉬어야 할 저녁 때 굳이 먹고 싶진 않겠죠!

주요 신경전달물질에는 각기 영양소의 전구물질이 있는데, 도파민은 아미노산인 페닐알라닌과 티로신에서 얻어진다. 페닐알라닌이 먼저 만들어지고 다음에 티로신으로 변한다. 건강할 때는 우리의 식단에서 대개는 이러한 천연 물질들이 적정한 양으로 공급된다. 하지만 질병의 최초 증상이 발생하면 이 영양소들이 증상의 악화를 막기 위해 더 많이 소모된다. 따라서 우선적인 조치로 이 아미노산들을 증가시켜야 건강을 회복하고 뇌 균형 효과를 증대시킬 수 있다.

예를 들어 영양제 D,L-페닐알라닌은 많은 잠재적인 치료 효과와 더불어 훌륭한 진통제와 항우울제가 될 수 있다. D,L-페닐알라닌은 몸의 내분비계에서 오피오이드를 분해하는 엔케팔리나제 효소의 작용을 억제한다.

D,L-페닐알라닌은 생리증후군이나 파킨슨병을 완화하는 데 사용할 수 있다. 페닐알라닌은 티로신보다 흡수가 잘 돼 약간의 두통을 유발할 수 있다. 그러나 페닐알라닌의 적절한 대사를 위해서는 충분한 양의 바이옵테린(biopterin)과 엽산이 필요하다. 철, 니아신, 비타민 B6, 구리, 비타민 C도 함께 반드시 섭취해야 한다.

L도파는 파킨슨병의 치료에 쓰이는데, 티로신에서 만들어진다. 고혈압, 심실세동, 식욕감퇴에 안전하고 영구적인 치료제로도 쓰일 수 있다. 티로신의 효과를 증진시키는 약물로는 비아그라를 포함해 최음제가 있다. 요힘빈 같은 티로신 영양제를 많이 복용하면 성욕을 자극할 수 있다(혹은 혈압이 올라갈 수 있다).

티로신 영양제 요법은 약물중독에도 쓰일 수 있는데, 메타돈이 헤로인을 대체하는 것처럼 일시적으로 코카인과 엠페타민을 대체하기 때문이다. 엽산, 구리, 비타민 C는 이러한 반응들을 유발하는 데 필요하다.

나는 독특한 도파민 영양제 처방을 개발했으며, 이것을 '뇌 에너지'라고 부른다. 이 처방은 티아민, 티로신, 페닐알라닌, 약간의 카페인, 엽산, 크로미움으로 되어 있다. 이 영양제를 매일 복용하면 신진대사를 활성화할 수 있다. 이 특별한 처방은 몸의 균형을 맞추어주기 때문에 피로, 경미한 두통, 체중 증가, 성욕감퇴 등의 증상을 완화한다. 앞의 표에 수록된 영양제를 명시된 양으로 섭취하면 에너지를 증강시켜 주의력을 예전의 수준으로 되돌릴 것이다.

(4) 도파민 생활습관

(가) 운동: 들숨 날숨의 심호흡

심호흡은 원래 도파민 체질에게 최고이다. 심호흡은 몸을 진정시키고 평화로운 느낌을 주므로 뇌가 깨어 있으면서 쉬게 한다. 심호흡은 완전한 이완과 마음의 평화를 주는 동시에 에너지를 생성시킨다.

① 편안한 곳에 조용히 앉아 느리고 깊게 심호흡을 5번 한다. 공기를 완전히 내쉬고 엄지손가락으로 오른쪽 콧구멍을 막아 왼쪽 콧구멍으로만 숨을 쉰다.

② 약지나 새끼손가락을 이용하여 왼쪽 콧구멍도 막아 두 콧구멍을 다 막는다. 15초간 숨을 멈춘 다음 오른쪽 콧구멍을 열어 숨을 내쉰다.

③ 오른쪽 콧구멍으로 숨을 들이쉰 후 양 콧구멍을 막고 다시 15초간 숨을 멈춘다. 다음 왼쪽 콧구멍을 열어 숨을 내쉰다.

④ 이 운동을 3번 하고 조용히 앉아 쉰다. 다음 양 콧구멍으로 완전하게 숨을 5번 쉰다.

142

(나) 기타 생활습관의 실천

하루에 30분씩 고요한 휴식에 시간을 할애하도록 한다. 일과 무관한 독서, 폭력적이지 않은 TV 시청, 혹은 체스 같은 경쟁적인 게임도 괜찮다.

근력운동 같은 무산소 운동은 주 3회는 해야 한다. 한 번에 10회에서 15회 반복으로 근력을 단련하고 수월해지면 무게를 늘린다. 개인적인 근육단련 프로그램을 짜줄 수 있는 개인 트레이너와 함께 운동하는 것도 좋을 것이다.

제6장

이명의 진단

1. 청력검사

청력검사로는 공기전도와 골전도 검사를 모두 해야 한다. 공기전도는 소리가 공기를 통해서 외이와 중이, 내이에 모두 전달되는 과정이며, 골전도는 소리가 골의 전도를 통해서 직접 내이를 자극하는 것이다. 공기전도는 귀의 모든 총체적 결과이고 골전도는 골 진동에 의해 내이에 자극을 주는 경로이기 때문에, 이 두 가지를 모두 검사해서 확인해야만 청력감소의 병변과 위치를 구별하는 데 도움이 된다.

이러한 청력검사를 통해 청력손실이 양쪽인지 한쪽인지를 확인하고 병변의 위치와 유형 등을 파악하면 청각치료나 보청기, 이명치료에도 많은 도움을 줄 수 있다.

소리의 가청영역은 20~2만 헤르츠이지만 250~8000헤르츠 주파수에서만 청력검사를 한다. 인간의 의사소통에 필요한 가청 주파수이기 때문이다.

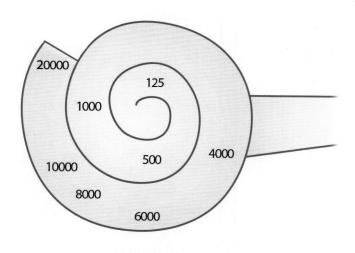

달팽이관 내 소리 주파수

2. 어음청취검사

어음청취검사(Speech Reception Threshold, SRT)는 보편적인 어음(語音)을 듣기 위하여 필요한 가장 작은 소리의 정도를 검사하는 방법이다. 10개의 단어를 말해서 5개 이상을 정확히 맞추는 것을 역치수준으로 정한다. 순음청력검사보다 어음청취검사의 역치가 더 나쁘게 나올 때는 항상 중추청각신경장애나 후미로성 난청을 의심하며, 더욱 자세한 검사를 의뢰하게 된다.

3. 낱말인지검사

낱말인지검사(Word Recognition Test)에서는 표준화된 일음절 단어 25개를 환자가 가장 편안하게 들린다는 크기에서 불러주는데, 100% 중 얼마나 맞혔는지를 점수화하는 방법이다. 보통 80% 이상이 정상이며, 59% 이하이면 저조한 점수로 저조한 낱말 분별력을 가졌다고 판독할 수 있다. 25개보다는 50개의 단어가 제시되면 더욱 정확하게 측정할 수 있다.

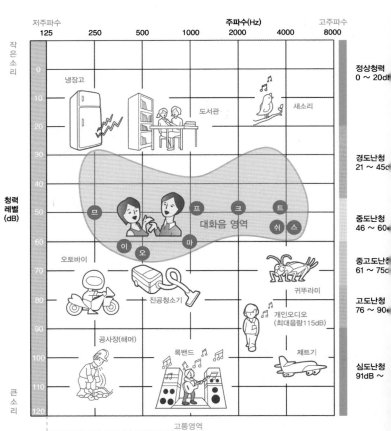

낱말인지검사

4. 고막운동성 검사

고막운동성 검사는 고막 바깥쪽인 외이도의 압력 변화에 따라 반사되는 소리 에너지의 양을 측정하는 검사이다. 고막이나 중이 내의 상태에 따라 반사되는 소리 에너지의 양이 다르기 때문에 고막운동 정도의 결과를 통해 고막 안 중이 구조물의 상태, 즉 중이강 내의 압력 변화나 고막의 운동성, 외이도와 중이강의 볼륨, 이소골이나 이관의 상태를 어느 정도 추측할 수 있다.

고막운동성 검사 결과의 5가지 유형을 보면 다음과 같다.

① A형: 고막이 정상적인 탄력 정도 혹은 감각신경성 난청일 때 나타난다.

② As형: A형과 같지만 고막의 탄력 정도가 정상보다 낮은 경우이다. 고실경화증이나 이소골유착, 이경화증인 경우에 나타난다.

③ Ad형: 고막의 탄력 정도가 정상보다 높은 경우이다. 이소골의 단절이 있거나 고막이 천공되었을 때 나타난다.

④ B형: 고막의 탄력 정도를 나타내는 그래프에서 정상적인 최고점이 없이 수평으로 낮게 깔려 있는 것으로 나온다. 중이염 등으로 중이강 내에 액체가 저류할 때 나타난다.

⑤ C형: 고막의 최대탄력 정도가 -100daPa 이하에 위치한 경우로, 이관폐쇄로 인해서 중이강의 압력이 외이도의 압력보다 낮은 경우에 나타난다.

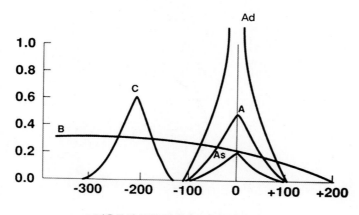

고막운동성 검사 결과의 5가지 유형

5. 등골근 반사

지나치게 큰소리가 날 때 중간에 보호하는 장치가 없다면 우리의 속귀 신경은 다칠 것이다. 하지만 중간귀 안에서 등골근이 반사적 작용을 해 갑작스런 큰소리의 자극이 속귀로 들어가지 않게 소리 크기를 줄여준다. 이러한 신경학적 제어장치를 등골근 반사라고 한다.

큰소리가 전달될 때에는 중간귀 속에서 등골근이 수축해 소리 크기가 10데시벨 정도 줄어든다. 대부분 높은 소리인 고음보다는 웅웅거리는 낮은 소리, 즉 저음 영역에서 보호가 된다.

다시 말하면 고주파의 큰소리는 잘 보호되지 않고 속귀로 모두 전달된다. 그러므로 사격장의 고음 총소리 같은 경우는 등골근 반사가 이루어지지 못하기 때문에 속귀 달팽이관의 감각신경을 손상시키게 된다. 달팽이관 내의 털세포 중에서도 고주파에 해당하는 부위가 손상을 입으므로 청력검사를 해보면 중고주파에서 청력감소가 있음을 쉽게 알 수 있다. 소음성 난청의 특징이기도 하다.

비록 저음의 소리이지만 지속적으로 매일매일 큰소리로 들리게 되면 등골근 반사의 피로를 불러일으켜 역시 청각신경에 손상을 주기도 한다.

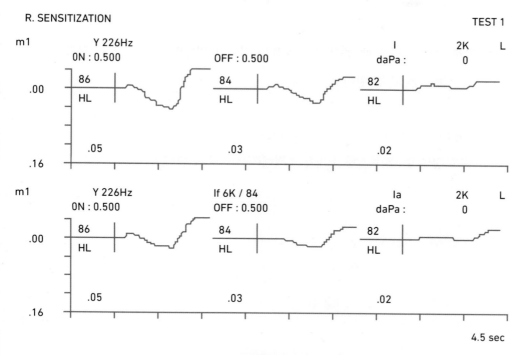

R. SENSITIZATION   TEST 1

등골근 반사를 나타내는 그래프

위 그래프를 보면 6000헤르츠 주파수에서 소리 자극을 주었을 때 등골근 반사 작용이 일어났다. 기계 소리나 쇳소리 등을 오랫동안 들은 분들에서 소음성 난청이 나타나는 이유기도 하다.

등골근 반사는 사람의 체질과 연령에 따라서 차이가 많다. 유소아나 노인의 경우에는 정상 성인보다 등골근의 정상적인 반사 작용이 약하고 느리기 때문에 큰소리에 상처를 받기 쉽다.

등골근 반사가 시작되고 끝나는 시간은 대략 40~160밀리초이다. 만일 이 반사시간보다 더욱 빠른 큰소리가 나는 경우에는 등골근 반사 작용을 통해 청각신경이 보호되지 못하기 때문에 청신경 손상이나 이명이 오기 쉽다.

노래방에서 아주 빠르게 고음으로 부르는 헤비메탈, 하드록, 힙합, 랩 등의 고성방가 소리는 분명 청각기능을 떨어뜨릴 수 있으며, 총소리나 장시간 반복되는 소음 또한 문제를 일으키게 된다.

* 등골근 반사의 측정 원리

안면신경의 지배를 받는 등골근(stapedius muscle)은 밖에서 들어오는 소리를 중간 귀가 속귀로 전달할 때 적절히 소리를 조절해주는 작용을 한다.

150

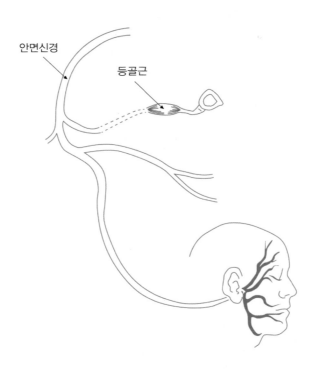

안면신경

등골근

큰소리(70~110데시벨)를 듣게 하면 중간귀 안의 근육 중에서 특히 등골근이 반사적으로 수축하게 된다. 이러한 근육 수축은 중간귀에서 속귀로 연결되는 이소골의 소리 전달을 경직시켜서 갑작스런 소리에 대한 저항감을 크게 해주면서 소리 전달을 급격히 감소시킨다.

이때 속귀로 전달되는 소리 에너지의 5~10데시벨 정도가 감소하는데, 특히 1000~2000

헤르츠 이하의 저주파에서 최대 40데시벨까지 소리의 크기가 약화된다. 이런 현상으로 인해 등골근의 반사적 수축 작용이 저주파의 고강도 소리 전달을 감소시켜 속귀를 보호하게 되는 것이다.

정상인이라면 70~100데시벨의 순음을 주거나 65~95데시벨의 잡음을 줄 때 등골근의 수축이 일어나야 하며, 특히 중저주파에서 더 강하게 일어나야 한다.

소리가 들리면 바깥귀에서 중간귀를 거쳐 달팽이관을 지나 달팽이핵으로 가서 뇌줄기에 있는 상올리브 복합체와 7번 뇌신경핵을 통해 다시 좌우 양쪽의 등골근을 수축시키는 반사경로를 따르기 때문에 외부의 갑작스런 소음을 어느 정도는 예방해준다. 이러한 등골근 반사 원리를 이용해서 전음성 난청, 감각신경성 난청, 뇌줄기 질환, 안면신경마비 등을 진단할 수 있다.

151

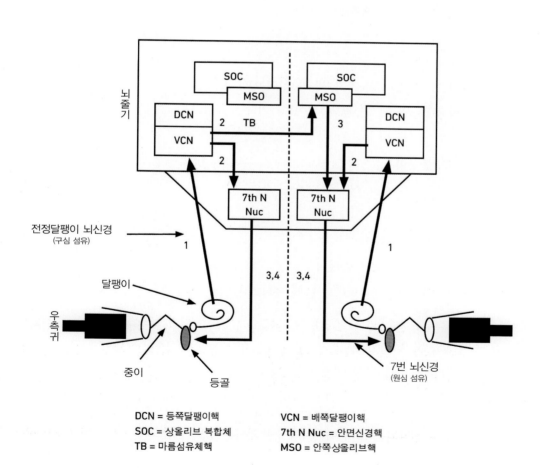

DCN = 등쪽달팽이핵   VCN = 배쪽달팽이핵
SOC = 상올리브 복합체   7th N Nuc = 안면신경핵
TB = 마름섬유체핵   MSO = 안쪽상올리브핵

* 이명장애척도와 함께 설문하는 기본 문진표

해당되는 내용에 모두 표시해주세요.

1. 이명의 부위
- 오른쪽 귀, 왼쪽 귀, 양쪽 귀, 머릿속, 잘 모르겠음

2. 이명의 기간
- 발생시점: (　)일, (　)개월, (　)년, 갑자기 / 서서히
- 악화시점: (　)일, (　)개월, (　)년

3. 이명의 수 및 종류
- 이명의 수: 한 가지, 두 가지, 세 가지, 그 이상
- 이명의 종류: 윙, 쉬, 쏴, 삐, 쉭쉭, 딱딱, 기타 (　　　　　)

4. 이명음의 높낮이
- 높은 소리, 낮은 소리, 어느 쪽도 아닌 소리

5. 이명의 지속성 및 양상
- 이명의 지속성: 지속적, 단속적
- 이명의 양상: 박동성 - 맥박과 일치, 맥박과 불일치. 기타 (　　　　)

6. 동반 질환 및 악화 인자
- 동반 질환: 어지럼, 난청, 귀충만감, 기타 (　　　　)
- 악화 인자: 체위나 두위 변화 (자세히: 　　　　), 운동, 기타 (　　　　)

7. 이명의 생활방해 요소
- 수면 방해, 일 방해, 집중도 방해, 기타 (   )

8. 이명을 느끼는 시간
- (   )시간/24시간

9. 이명의 크기
- (   )점/10점

10. 이명으로 인한 괴로움과 생활에 불편을 느끼는 정도
- 이명으로 인한 괴로움: (   )점/10점
- 생활에 불편을 느끼는 정도: (   )점/10점

6. 이명장애척도(THI)

이명장애척도는 기능적 측면(Functional subscale), 정서적 측면(Emotional subscale), 재앙화의 측면(Catastrophic subscale)의 하위영역으로 구성되어 있다. 기능적 측면이란 이명으로 인해서 정신적, 사회적, 직업적, 신체적 기능에 얼마나 영향을 받았는지 확인하는 척도이다. 정서적 측면이란 이명으로 인해서 심리 정서적으로 얼마나 영향을 받았는지 확인하는 척도이고, 재앙적 측면이란 이명으로 인해서 환자가 좌절하고 자포자기 심정을 갖는 정도가 얼마나 되는지 평가하는 척도이다.

5점 척도 형식의 25문항으로 구성되어 전체 점수는 0~100점의 범위로 환산된다. 점수에 따라 단계 1(정상: 0~16), 2(경도: 18~36), 3(중도: 38~56), 4(고도: 58~76), 5(심도: 78~100)의 다섯 단계의 척도로 구분되어 있다.

다음 질문사항에 대하여 그렇다(4점), 가끔 그렇다(2점), 아니다(0점)로 표기해주세요.

1. F 이명 때문에 집중하기가 어렵습니까?

2. F 이명의 크기로 인해 다른 사람이 말하는 것을 듣기가 어렵습니까?

3. E 이명으로 인해 화가 날 때가 있습니까?

4. F 이명으로 인해 난처한 경우가 있습니까?

5. C 이명이 절망적인 문제라고 생각하십니까?

6. E 이명에 대해 많이 불평하는 편이십니까?

7. F 이명 때문에 밤에 잠을 자기가 어려우십니까?

8. C 이명에서 벗어날 수 없다고 생각하십니까?

9. F 이명으로 인해 사회적 활동에 방해를 받습니까? (예: 외식, 영화감상)

10. E 이명 때문에 좌절감을 느끼는 경우가 있습니까?

11. C 이명이 심각한 질병이라고 생각하십니까?

12. F 이명으로 인해 삶의 즐거움이 감소됩니까?

13. F 이명으로 인해 업무나 가사 일을 하는 데 방해를 받습니까?

14. E 이명 때문에 종종 짜증나는 경우가 있습니까?

15. F 이명 때문에 책을 읽는 것이 어렵습니까?

16. E 이명으로 인해 기분이 몹시 상하는 경우가 있습니까?

17. E 이명이 가족이나 친구 관계에 스트레스를 준다고 느끼십니까?

18. F 이명에서 벗어나 다른 일들에 주의를 집중하기가 어렵습니까?

19. C 이명을 자신이 통제할 수 없다고 생각하십니까?

20. F 이명 때문에 종종 피곤감을 느끼십니까?

21. E 이명 때문에 우울감을 느끼십니까?

22. E 이명으로 인해 불안감을 느끼십니까?

23. C 이명에 더 이상 대처할 수 없다고 생각하십니까?

24. F 스트레스를 받으면 이명이 더 심해집니까?

25. E 이명으로 인해 불안정한 기분을 느끼십니까?

F: Functional subscale

E: Emotional subscale

C: Catastrophic subscale

F_____   C_____   E_____   총점수_____

- 0~16 약함 (고요한 곳에서만 들린다.)
- 18~36 경정도 (주위 잡음에 쉽게 민감해지고 쉽게 이명이 사라진다.)
- 38~56 중정도 (조용한 곳에서 일상생활을 하지만 배경잡음이 나타나 이명이 들린다.)
- 58~76 심각함 (거의 항상 이명이 들리고 숙면이 안 되며 일상생활을 하는 데 지장이 있다.)
- 78~100 극도의 긴장성 (항상 이명이 들리고 수면장애로 잠을 못자며 일상생활이 어렵다.)

7. 이명도 검사

(1) 이명의 강도 측정

이명이 있는 쪽 또는 반대쪽 귀에서 검사하며, 주로 순음을 이용해서 검사음의 강도를 조절한다. 검사음을 들려주고 본인의 이명 소리 주파수와 가장 가까운 소리가 어떤 주파수인지 선택하게 한다. 검사 도중에 이명이 사라지면 이명이 다시 나타날 때까지 기다렸다가 재검사한다.

환자들이 이명의 크기와 고저를 혼동하는 경우도 아주 많다. 따라서 처음에 이명 소리의 크기와 강도를 잘 설명하고 데모해줄 필요가 있다. 이명의 강도와 크기 검사는 이명재활치료 자체에는 큰 도움이 되지 않지만 환자의 긍정적 이해도를 높이는 데 중요하다.

이명이 좌측에서 심하면 보통은 우측 귀에서 이명 검사를 하는데, 만일 난청이 있으면 청력이 좋은 쪽에서 이명 검사를 하기도 한다. 검사하는 소리가 이명 소리보다 절대 커서는 안 된다. 청각과민증이 있는 환자에서는 과민증을 더욱 악화시킬 수도 있고 잔류억제효과(residual inhibition) 현상을 유발하기 때문이다.

환자의 이명 소리보다 작은 소리에서 검사를 시작하는데, 보통 1000헤르츠에서 10~20데시벨 크기로 볼륨을 높이면서 환자에게 이명 소리보다 큰가 작은가를 확인한다. 이명 소리와 비슷한 소리의 크기가 정해지면 그 볼륨에서 이명의 주파수, 즉 음높이를 측정한다.

주파수별 옥타브를 높이면서 어느 높이에서 이명의 음높이와 비슷한지를 확인한다. 처음 1000헤르츠에서 시작해서 2000 → 4000 → 8000헤르츠 순 등으로 올려가면서 확인한다.

(2) 이명의 크기 측정

이명의 강도가 정해졌으면 정해진 주파수에서 볼륨을 서서히 올리면서 이명의 크기를 확인한다. 그 주파수에서의 청력을 먼저 확인하고 청력역치에서 5데시벨을 낮춘 후에 1데시벨씩 올리면서 환자의 이명 크기와 맞는 데시벨을 찾는다.

이렇게 해서 정해진 이명 소리의 강도와 크기를 한 번 더 검사해서 재확인하는 것이 중요하다.

(3) 이명 소리가 안 들리게 하는 소리 레벨 측정

이명이 있는 측에서 검사하며, 주로 백색소음을 들려주면서 환자의 이명 소리보다 5데시벨 정도 작은 소리에서 시작한다. 보통 1데시벨 스텝으로 이명이 안 들릴 때까지 검사한다.

검사 중에 반대 귀에도 이명이 생기는지 확인하고, 있다면 반대쪽에도 백색소음을 동시에 들려주면서 양쪽 귀 모두 이명이 없어지는 레벨을 확인한다.

(4) 이명도 측정 후

이명의 크기와 강도를 측정한 후에 그 소리보다 10데시벨 큰 강도로 백색소음을 30초간 들려준다. 이때 이명 소리가 더 커지면 이명을 위한 차폐는 고려하지 않으며, 30초 후에 이명 소리가 더 작아지거나 사라지면 이명차폐와 함께 보청기 착용을 고려한다.

(5) 청력불쾌역치검사

소리에 대한 불쾌역치란 소리를 크게 할 때 어느 순간부터 도저히 참을 수 없는 수준이 생기는데, 이때의 레벨을 말하고 이를 측정하는 것이 청력불쾌역치검사(Low Discomfort Level, LDL)이다. 사람마다 이 불쾌역치는 모두 다르며, 청력검사기를 통해서 해보면 정상인은 100데시벨 이상으로 높일 때 비로소 소리를 듣기가 도저히 힘들다고 한다.

하지만 청각과민증이 있는 사람들은 소리 크기가 100데시벨보다 작은 60이나 70, 80데시벨인 데도 벌써 참지를 못한다. 이 경우는 청각이 과민한 상태이며, 이런 분들에게 이명이 올 가능성이 상당히 높다. 어릴 때부터 오감이 발달하고 신경이 예민한 사람들일수록 과민증이 심할 수 있다.

주파수 500에서 8000헤르츠 범주 사이에서 작은 톤부터 서서히 증량해서 소리를 듣게 하는데, 40~50데시벨부터 시작한다. 보통 5데시벨씩 높이면서 환자에게 "이 소리가 듣기에 아주 거북하지 않나요?"라고 질문을 한다.

처음 불쾌역치가 500헤르츠에서 정해지면 그 다음 헤르츠에서 검사할 때는 20데시벨 작은 크기에서 시작해야 한다. 가령 500헤르츠에서 불쾌역치가 80데시벨이면 1000헤르츠에선 60데시벨에서부터 검사를 시작한다.

늘 불안정한 상태로 환자가 대답할 수 있기 때문에 불쾌역치검사는 최소한 두 번을 해서 확인해야 한다.

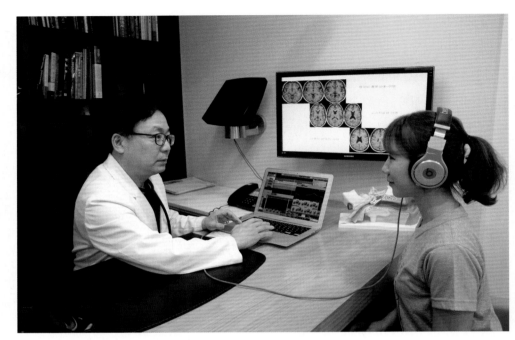

이명의 정도와 청력불쾌역치를 검사한다.

8. 변조이음향방사검사(DPOAE)

변조이음향방사검사는 외부에서 소리 자극을 준 후에 달팽이관 내의 바깥털세포에서 방사음이 제대로 잘 나오는지 확인하는 검사로, 바깥털세포의 손상이 어느 정도인지를 판단하여 이명이 바깥털세포의 기능저하로 인한 경우인지를 확인할 수 있다.

두 가지 지속적인 순음으로 귀를 통해서 자극을 주면 달팽이관 내 기저막에서 두 음과 관련된 위치에 있는 바깥털세포가 여러 주파수에서 변조음을 발생시키게 된다.

제7장

이명의 치료

＊　＊　＊

이명은 어두운 방에 켜둔 촛불에 비유할 수 있다. 주변이 어두울수록 촛불은 더욱 밝게 느껴지고 빛의 존재가 부각된다. 촛불이 똑같이 타고 있어도 방에 불을 켜서 주변이 환해지면 촛불은 켜진 것을 모를 정도로 그 존재감이 사라진다. 이명도 이처럼 주변이 고요할수록 그 정도가 더욱 심해진다.

불빛을 없애기 위해서 우리는 두 가지를 할 수 있는데, 첫째는 촛불을 끄는 것이고 또 하나는 주변을 환하게 밝혀서 촛불의 불빛을 덮는 것이다.

이명치료도 비슷하게 두 가지 방향에서 접근할 수 있다. 하나는 촛불을 끄듯 이명의 원인들을 제거해주는 것이다. 영양이 문제라면 영양의 불균형을 해결해주고, 경추의 부정렬이 원인이라면 부정렬을 바로잡아주고, 몸 전체의 에너지가 원인이라면 몸의 기혈순환을 되살려주는 것이다.

하지만 원인의 제거가 어려울 때도 있는데, 한번 손상된 털세포는 재생이 어렵기 때문이다. 이때는 방 전체에 불을 밝히듯이 이명을 덮는 소리를 통해 이명이 더 이상 거슬리거나 큰소리로 느껴지지 않게 한다. 이러한 훈련을 통해 이명이 없어지거나 혹은 일상생활에 지장을 초래하지 않도록 도와줄 수 있다.

과거에는 이명이 생기면 영원히 해결하지 못하는 질병으로 여겼지만, 지금은 이명을 완전히 소실시키거나 아니면 이명 소리가 적게 들리도록 하면서 환자에게 거슬리는 소리로 여겨지지 않게 하는 다양한 방법들이 나오고 있다.

적절한 신경자극과 사운드 테라피, 신경교정치료 및 영양치료는 손상된 바깥털세포로 인한 기능적인 불균형을 해소해줄 수 있으며, 이와 함께 다양한 이명재활훈련은 이명의 관리에 효과적인 해결책을 제시해준다.

1. 구조적 문제의 치료: 턱관절, 경추 및 요추 교정

구조적 문제로 인한 이명은 척추의 적절한 조절을 통해 등쪽달팽이핵의 문제를 해결해주는 것이 훌륭한 치료일 수 있다. 치과에서 임플란트 교정을 잘못 받거나 맞지 않는 교정기를 오랫동안 치아에 장치했을 때 이명이나 두통, 어지럼증이 생기는 경우를 볼 수 있는데, 척추의 적절한 조절은 이들 문제를 해결해줄 수 있다.

어지럼증과 이명, 두통은 턱관절 및 상부 경추의 기능과 상당히 밀접한 관련이 있다. 턱관절과 뒷목, 두개골을 적절히 교정해주고 균형을 맞춰주는 치료를 제대로 해주면 70~80% 이상 이명 소리가 줄어들고 어지럼증이 해결된다는 연구 결과들이 발표되고 있다. 이명 환자의 2/3는 턱관절, 상부 경추, 두개골 등을 교정하고 눈동자의 움직임에 따라 적절한 신경교정치료를 하면 이명 소리가 줄어든다.

우리 뇌 안에는 몸의 청각정보, 시각정보, 감각정보와 운동정보 등을 전달하는 신경들이 교차하는 뇌줄기가 있다.

팔다리나 몸통, 경추는 척수의 후근신경절(dorsal root ganglion)을 통해서 신경학적 정보가 뇌로 들어가고 머리나 얼굴은 삼차신경절(trigeminal ganglion)을 통해서 정보가 뇌로 들어가게 된다.

뇌신경 12가지 중 5번 뇌신경인 삼차신경의 경우 세 가지 핵이 뇌줄기에 존재한다. 주감각핵은 주로 얼굴에 대한 터치 감각을 담당하고, 중뇌핵은 주로 턱의 무의식적인 움직임을 감지하며, 척수핵은 얼굴 주변의 통증과 온도 감각, 진동 느낌이나 가벼운 압박감을 느끼고 전달하는 역할을 한다. 척수핵은 또한 구강 내 저작근과 연하작용 근육 및 성대의 감각을 전달하는 작용을 하기도 한다.

따라서 턱의 구조적 불균형이나 통증 등은 삼차신경절을 통해 중뇌핵으로 전달되어 대뇌로 전달이 된다. 그런데 중간뇌는 원시적 뇌부위를 차지하고 스트레스나 흥분, 불안 등이 심할 때 이 부분에 과부하가 걸리면 이것이 역으로 턱관절에 부담을 주기도 한다.

스트레스를 받으면 중간뇌의 여러 부위가 흥분되면서 턱근육에도 지대한 영향을 미치게 되어 '어금니 꽉 깨물어' 라는 감정적 흥분이 생기면서 구조적으로도 턱관절

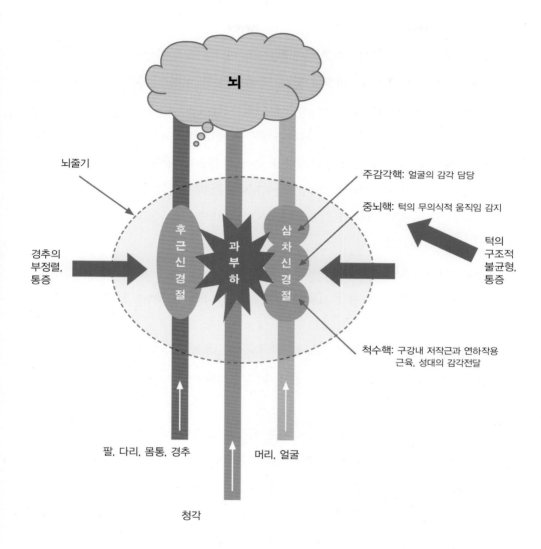

에 통증을 일으키고 이명과 두통, 어지럼증을 함께 초래하는 경향이 있다. 턱관절의 통증이 삐그덕 소리, 불편함 등과 함께 있는 사람이라면 대부분 스트레스가 오래되었다고 해도 과언이 아니며, 그 중엔 이명과 어지럼증 환자들도 포함된다.

삼차신경과 척수의 후근신경절에는 배쪽달팽이핵(ventral cochlear nucleus)으로 가는 또 다른 경로가 있다. 결국 턱관절이나 두개골의 불균형, 척추의 문제가 지속되면 청각신경 경로에 악순환을 일으키면서 이명을 유발한다.

턱관절을 움직이는 근육은 여럿이 있다. 턱에서 옆쪽 머리로 가는 근육도 있고 음식을 꽉 씹게 하는 근육도 있는데, 그 중에 이를 악물게 하는 근육이 제일 문제가 된다. 스트레스를 받으면 이를 악물게 된다. 턱을 꽉 물게 하는 근육이 지나치게 경직되면서 턱이 아프고 편두통이 생기며 이명이 오는 자연스런 패턴이 된다. 이러한 근육을 적절하게 교정하고 이완시켜 주면 이명과 어지럼증은 해결될 수 있다.

※ 카이로프랙틱 척추교정이 뇌신경에 미치는 영향
(『통합의학과 수기의학을 위한 기능신경학』 제2판, Randy W. Beck 원저)

추나교정 후 구심자극 변화의 결과로 생기는 대뇌피질 조절작용의 기전으로서 몇 가지 이론이 제시된 바 있다. 요약하면 다음의 10가지 가능성이 있다.

① 목 교정치료를 하면 척수그물 경로 혹은 뒤기둥 곁축삭과 척수소뇌 경로가 흥분한다. 척수그물섬유는 척수의 각 수준에서 기원하지만, 특히 윗목 분절에서 기원한다. 다리뇌숨뇌 그물체(PMRF)의 여러 영역에서 연접을 형성한다.

② 목 교정치료의 결과 안뜰교감신경 경로가 조정된다. 여기에는 위의 경우와 동일한 경로가 관련될 수 있으며, 혹은 안뜰핵 수준에서 안뜰신경세포 조정의 반영일 수 있다.

③ 목 교정치료의 결과 고립로핵(NTS), 미주신경등쪽핵, 의문핵 등의 안뜰소뇌 활성화가 일어난다.

④ 교정치료의 결과 뇌반구에 효과가 미쳐 다리뇌숨뇌 그물체의 하행 흥분이 일어날 수 있다. 다리뇌숨뇌 그물체는 중간가쪽 세포기둥에 대해 긴장성 및 억제성 제어를

담당하게 된다.

⑤ 허리엉치 교정치료를 하면 교감신경 조절 효과가 나타날 수 있는데, 척수 앞가쪽섬 유단을 타고 올라가는 척수그물섬유나 등쪽기둥핵을 거쳐 입쪽배가쪽 숨뇌(RVLM) 에 직접 신경지배를 하기 때문이다.

⑥ 척추 교정치료를 하면 가는 들신경 입력을 감소시키고 굵은 들신경 입력을 증강시 킴으로써 분절 체성교감신경 반사의 표현이 변화될 수 있다. 이를 통해 면역체계의 일차기관과 이차기관에 대한 교감신경 신경지배에 영향을 미칠 수 있다.

⑦ 척추 교정치료를 하면 이차 상행 척수그물 신경세포에 대한 구심 입력을 감소시킴 으로써 분절위 체성교감신경 반사의 표현이 변화될 수 있다. 이를 통해 더 전반적인 수준에서 면역체계 기관에 대한 교감신경 신경지배에 영향을 미칠 수 있다.

⑧ 척추 교정치료를 하면 체성교감신경 반사의 하행 조절과 관련된 뇌줄기 중추의 중 심통합 상태가 변화될 수 있다. 이는 척수그물 투사연결을 거쳐 혹은 그물체에서 안뜰 입력과 체성 입력 사이의 상호 작용을 거쳐 일어날 수 있다. 체성 입력(높은 문턱값)과 안뜰 입력은 모두 입쪽배가쪽 숨뇌로부터 출력을 상승시킨다고 확인되었 으며, 이는 척수 중간가쪽(IML) 세포기둥에 대해 긴장성 및 흥분성 영향을 미친다. 목뼈로부터 고유감각 입력(낮은 문턱값)은 입쪽배가쪽 숨뇌 쪽으로 향하는 안뜰 입 력에 대해 대항 효과를 발휘한다고 확인되었다. 또한 뇌줄기 그물체 신경세포는 분 절 체성교감신경 반사에 대해 긴장성 및 하행성 억제작용을 매개한다. 분절 체성교 감신경 반사는 뇌줄기로부터 하행 억제 효과가 없을 때에 가장 영향력이 큰 것으로 보인다.

⑨ 척추 교정치료를 하면 척수그물 투사와 척수시상하부 투사를 통해 그리고 안뜰소 뇌 및 중간선 소뇌 기능에 대한 척수 구심로의 영향을 통해 시상하부의 중심통합 상태가 변화될 수 있다. 안뜰핵과 소뇌핵 그리고 시상하부, 고립로핵, 팔곁핵 사이 에 직접적인 연결이 존재하는 것으로 확인되었다. 후자의 두 핵은 시상하부로 투사 되며, 또한 겉질 안쪽 관자엽 및 대뇌섬 부위의 내장 및 둘레 영역으로 투사된다.

⑩ 척추 교정치료를 하면 중추신경계 다중양식 신경세포의 가중 증강, 뇌줄기나 바닥

앞뇌 부위 모노아민 신경세포, 자율신경 효과를 통한 대뇌 혈류 효과, 시상하부 매개 이소프레노이드 경로에 대한 영향 등을 통해서 뇌 비대칭에 대해 영향을 미칠 수 있다.

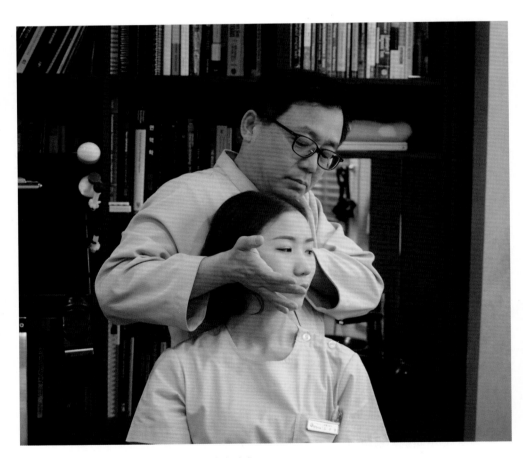

턱관절만을 교정하는 정통적인 카이로프랙틱 수기법

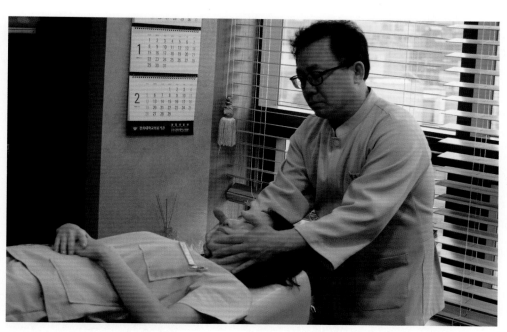

앞쪽으로 빠져나온 턱관절을 교정해주는 치료

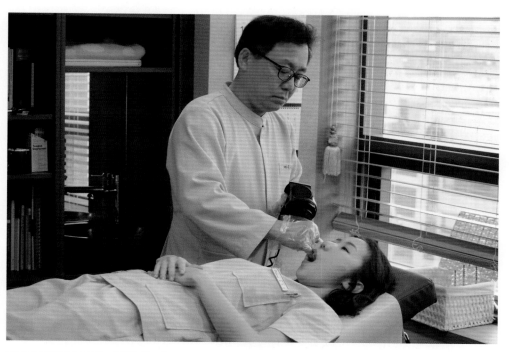

턱관절 주변의 근육을 이완시키는 치료

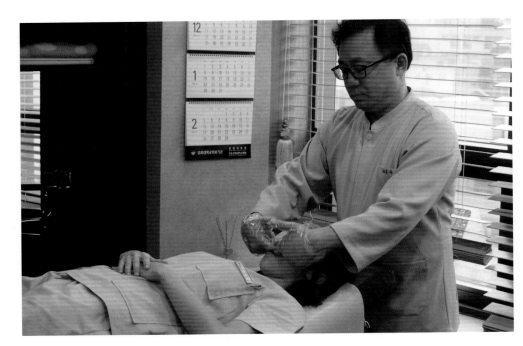

턱관절과 관련된 입천장의 봉합 부위를 교정 치료하는 모습

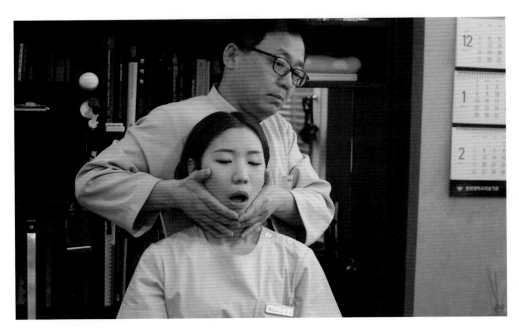

턱관절과 관련된 익상돌기근육을 이완시키는 카이로프랙틱 치료

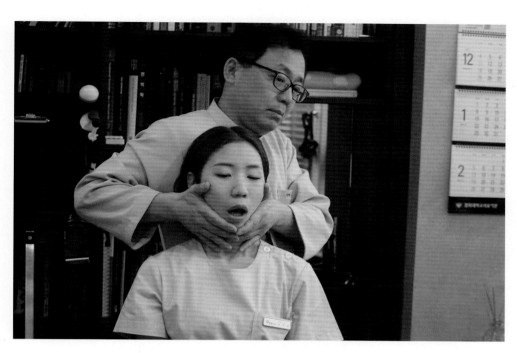

앉아서 행하는 턱관절 교정치료

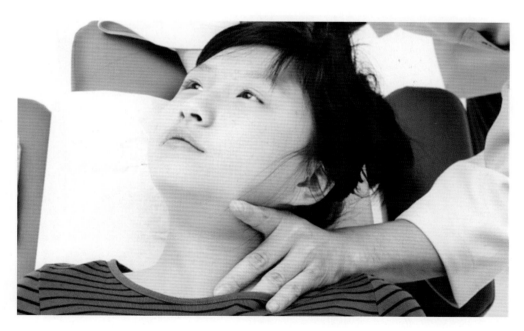

경추교정을 하는 수기법

169

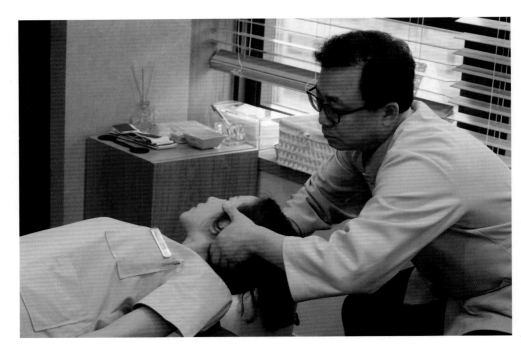

1번 경추를 누워서 교정하는 카이로프랙틱 치료

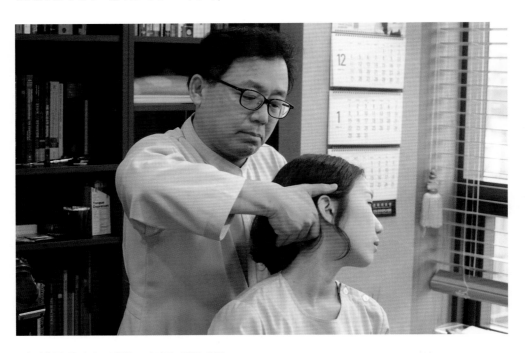

1번 경추를 앉아서 교정하는 카이로프랙틱 치료

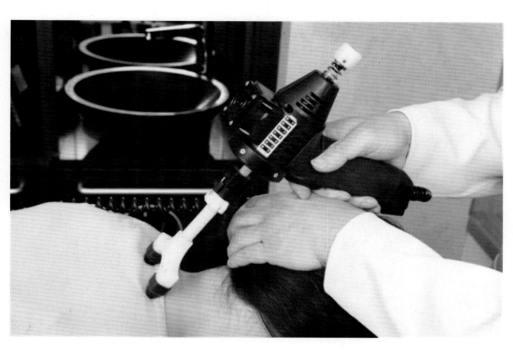

퍼커서(percussor)를 이용한 경추와 흉추 자극치료

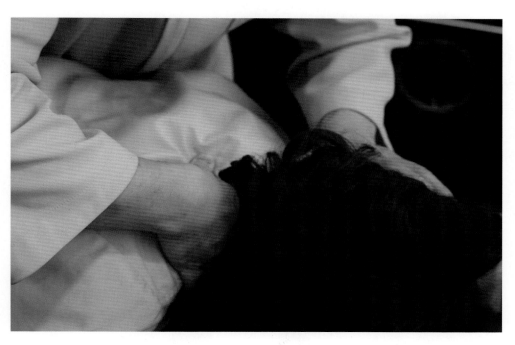

상부 흉추를 교정하는 카이로프랙틱 치료

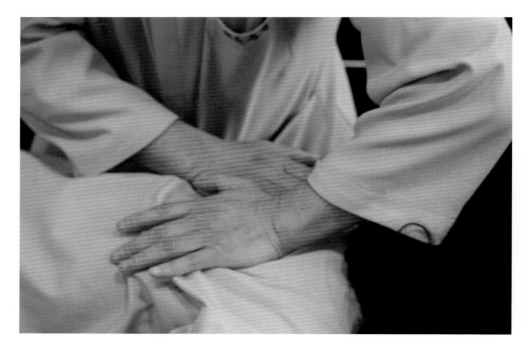

흉추를 교정하는 카이로프랙틱 치료

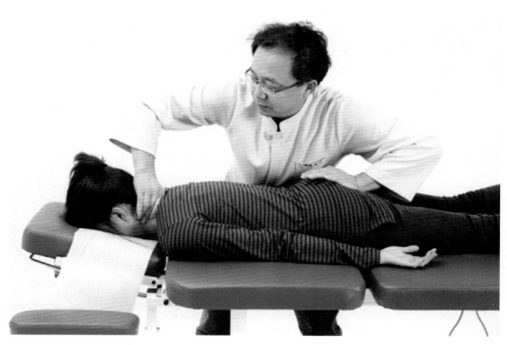

척추 전체의 경막을 풀어주는 응용근신경학(AK) 수기요법

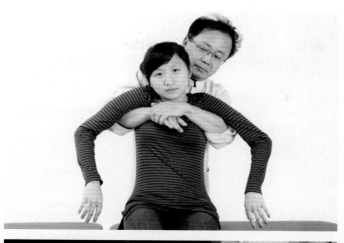

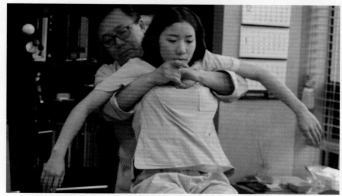

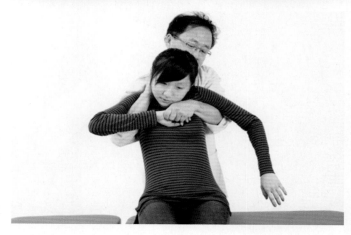

갈비뼈를 교정하는 카이로프랙틱 치료

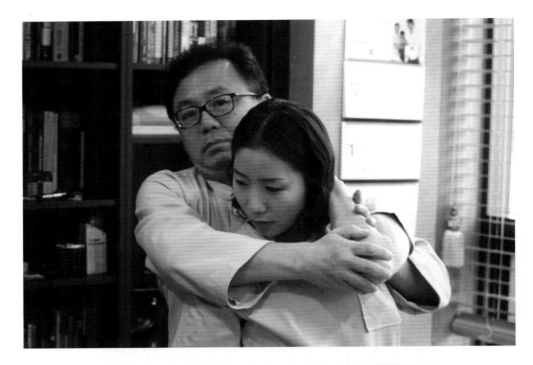

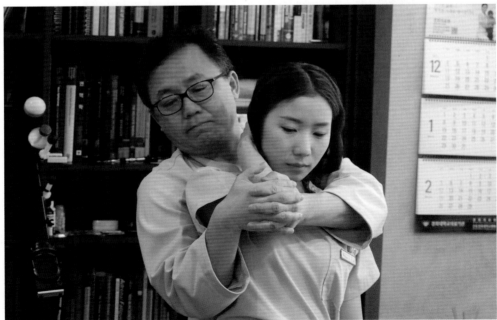

쇄골을 교정하는 카이로프랙틱 치료

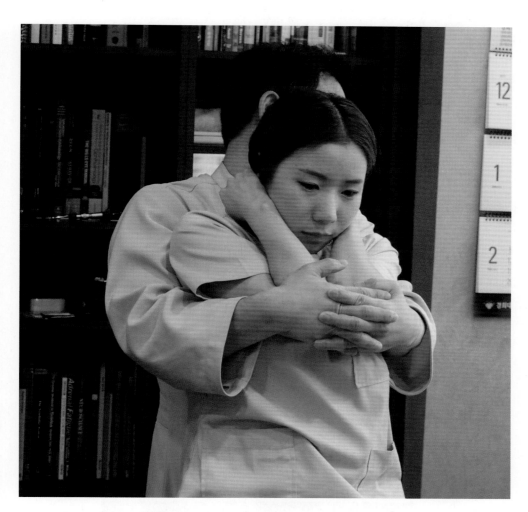

어깨관절을 교정하는 카이로프랙틱 치료

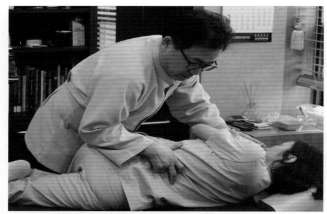

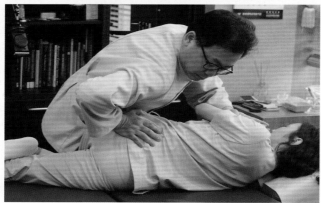

요추와 골반 교정은 척추의 바른 자세를 유지케 하면서 근육 속 고유수용감각을 자극하여 소뇌와 전정–달팽이핵의 기능적 향상을 돕는다.

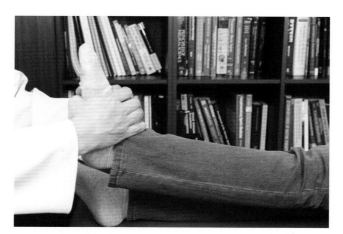

하지관절을 교정하는 카이로프랙틱 수기법

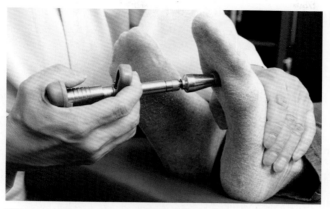

액티베이터건을 이용한 족부관절 자극치료

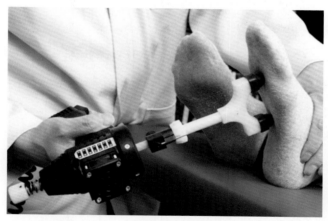

퍼커서를 이용한 근육과 관절의 신경 자극치료

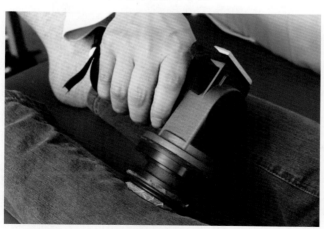

바이브레이터를 이용한 하지의 근육밸런스 치료

2. 영양 문제의 치료

(가) 멜라토닌 영양제

이명 때문에 숙면을 못하는 환자의 50%가 멜라토닌 영양제를 복용하고 잠을 잘 자게 되었다는 임상 논문이 있다. 뇌 안의 수면중추인 솔방울샘(pineal gland)에서 분비되는 멜라토닌은 나이가 들수록, 스트레스가 많을수록, 유해독성이 많을수록 부족해진다. 이명 환자들은 대부분 스트레스와 관련이 있고 멜라토닌 부족으로 인한 불면증에 시달리고 있는 것이 현실이고 보면 멜라토닌 치료가 도움을 많이 줄 수 있다.

(나) 트립토판이 많은 식품

트립토판은 세로토닌으로 바뀌면서 마음을 편안하게 해주는 신경물질로서 바나나, 참치, 우유, 잡곡, 대추, 견과류, 칠면조에 많이 함유되어 있다.

수면을 방해하는 식품 중에 티라민 성분이 들어 있는 것들이 있는데, 신경을 흥분시켜서 수면을 방해한다. 베이컨, 설탕, 시금치, 토마토, 감자, 햄, 치즈, 초콜릿 등에 티라민이 많이 포함되어 있다.

(다) 우울증 개선을 돕는 영양제

우울증과 이명은 서로 주고받는 관계로, 우울증이 호전되면 이명도 좋아지는 사례가 많다. 우울증의 개선을 돕는 대표적인 영양제에 성요한풀(Saint John's Wort)이 있다. Wort란 식물을 말하고 성 요한의 생일인 매년 6월 24일에 이 허브 꽃이 풍성하게 자랐기 때문에 그러한 명칭을 붙였다고 한다.

성요한풀은 정신과에서 처방하는 대표적인 항우울제인 프로작이나 팍실 등과 비교할 때 효과 면에서 크게 뒤떨어지지 않으면서 중독성이나 부작용은 아주 적다는 장점이 있다. 다만 과용하면 위장장애나 피로감, 구강건조증을 일으킬 수 있으며, 혈전용해제나 피임제를 복용할 때는 삼가야 한다. 성요한풀은 아주 심한 우울증에는 그다지 효과가 없지만 경증이나 중등도 정도의 우울증에는 반드시 추천하는 영양제이다.

(라) 아연

달팽이관의 혈관조(stria vascularis)가 정상적으로 기능하기 위해서는 아연이 필수이다. 일반적으로 하루에 10~30mg을 복용하지만 좀 더 강력한 효과를 보려면 하루에 두 번 60mg을 복용하기도 한다. 어지럼증과 이명이 함께 있는 환자들에겐 아연이 필수 영양소이다.

(마) 피크노제놀

최근 이탈리아의 생의학과학대학에서 실시한 이명에 대한 연구를 보면, 소나무 껍질 속의 항산화 성분인 피크노제놀을 58명의 이명 환자에게 한 달간 하루에 150mg을 복용시킨 결과 환자들에서 달팽이관 내의 혈액순환 정도가 상승했고 증상 또한 개선된 것으로 나타났다. 24명의 대조군에서는 별로 도움이 안 되는 것으로 밝혀졌다. 달팽이관 내의 혈액순환과 털세포의 독성(활성산소) 여부에 따라 이명이 현저한 영향을 받는다는 사실을 간접적으로 알 수 있다.

또한 잣나무는 태음인에게, 소나무는 태양인에게 더욱 효과적인 항산화 작용을 할 것이라고 생각한다. 그 속의 유효성분인 피크노제놀을 충분히 복용하면 이명의 개선 가능성은 상당히 높다고 할 것이다.

(바) 항산화제

항산화제는 코엔자임큐10과 비타민 A, C 및 E, 셀레늄, 아연, 쿼시틴, 녹차 잎 등에 있으며, 충분히 복용하면 이명을 줄일 수 있다는 연구 결과들이 있다.

3. 한의학적 치료: 한약과 약침요법

(1) 한약

사상의학적인 체질을 명확히 분류하고 체질에 맞는 변증치료를 하면 이명치료에 상당한 도움을 줄 수 있다.

담화가 상승하면 담과 화를 적절히 억제해주는 화담청화 약물을 위주로 처방한다. 간화가 상승하면 분노를 동반한 스트레스를 적절히 제어해주는 청간탕을 처방한다. 부신기능이 저하되어 온 신허이명인 경우에는 역시 부신을 돕는 보음탕과 보양탕을 체질별로 처방한다. 소화력이 약해서 온 이명은 늘 적절한 체질별 음식과 함께 비위를 보호해주는 처방을 한다.

이명에 대한 어떤 치료도 효과가 없었던 환자들에서 체질을 감별한 처방으로 아주 쉽게 이명의 강도가 많이 줄어들거나 이명 자체가 없어지는 경우가 상당히 많음을 한의사라면 경험이 많을 것이다. 식이요법 및 영양처방과 함께 제대로 변증된 한약을 투여하면 이명은 분명히 강도가 약해지고 편안해짐을 임상에서 늘 겪게 된다.

(2) 약침요법

약침요법은 순수 한약재에서 정제, 추출한 극소량의 약물을 침을 놓는 자리(경혈)에 주입함으로써 기존의 침 작용에 한약 작용을 더하여 치료를 보다 극대화하기 위한 신침요법이다. 약침은 일정한 부위에 다량의 화학약물을 주입하는 주사와 달리 순수 한약재를 경혈에 극소량 주입하므로 치료가 신속하고 위장장애를 줄일 수 있다.

약침요법이 기존의 '침'과 다른 점은 경혈의 자극 수단으로 한약재에서 약물을 추출하여 사용한다는 것이다. 약물은 본초학적인 전래의 전(煎), 고(膏), 주(酒), 노(露), 정(酊) 등의 추출법을 복합적으로 이용하여 추출된다. 그 약효를 유지하면서 경혈의 자극 수단으로 활용함으로써 침구치료와 약물치료의 장점을 동시에 취하여 치료에

임하기 때문에, 치료 효과가 질환에 따라 각각의 몇 배에 이를 정도로 탁월하다.

(가) 약침요법의 장점

이러한 약침요법의 장점은 다음과 같다.

① 효과가 빠르다.

② 침구 및 약물요법과 병행하면 상승효과가 크다.

③ 이명과 어지럼증의 치료에 유용하다.

④ 시술 방법이 간편하고 치료기간을 단축할 수 있다.

⑤ 약을 복용하기 힘든 환자에게 유용하다.

⑥ 적응증이 광범위하다.

(나) 이명에 대한 약침요법

자하거와 웅담, 사향, 녹용, 황련해독탕 등의 약침을 주로 쓰면서 상부 경추와 턱관절 주위의 경혈점에 약침주사를 놓는다. 상부 경추와 턱관절의 경혈점은 응용근신경학 근육반응검사를 통해서 적합한 혈자리를 확인하고 시술하게 된다.

치료의 강도와 인체의 허실에 따라 약침액을 주입하는 깊이와 횟수가 달라지는데, 일반적으로 주 2~3회 시술하고 10주 정도 치료하면 최상의 효과를 기대할 수 있다.

4. 심리적 문제의 치료: 이명 인지행동치료와 응용이완기법

무의식 속의 심리적·정서적 스트레스와 상처가 누적되어 이명이 온 경우에는 무의식을 담당하는 뇌 안의 편도체를 정화하고 재교육하는 심리적·정신적 치료가 필요하다. 이명 인지행동치료와 응용이완기법은 다음과 같은 단계로 실시된다.

- 1단계: 점진적 이완기법 - 심신을 긴장시키고 이완시키는 방법을 반복한다.
- 2단계: 짧은 점진적 이완기법 - 머리부터 발끝까지 릴렉스를 마음속으로 되내이면서 이완시키는 훈련이다.
- 3단계: 이미지 연상과 호흡이 결부된 이완기법 - 과거 어릴 때 상처를 시간선 기법을 동원해서 찾아내고 치유하며, 미래의 긍정적 이미지를 연상하고, 응용이완기법을 동원해서 이명을 조절한다.
- 4단계: 빠른 이완기법 - 회사나 가정에서 짧은 시간에 응용해서 무의식으로 들어가 이명의 뿌리가 된 심리적 부분을 조절해주는 방법이다.
- 5단계: 수면을 조절해주는 무의식적 심리치유기법
- 6단계: 사운드 테라피와 차폐요법, 주변음악치료기법 - 이명의 정도에 따라 고주파와 저주파, 고음과 저음에 대한 단계별 분석 후 맞춤식 소리치료를 시행한다.

중요한 것은 편안한 마음과 긍정의 힘을 통하여 이명이 완쾌될 것이란 마인드를 가지는 것이다. 이명은 반드시 해결될 것이라는 확신을 가지면서 이명이 생기기 이전을 마음속에 회상하고 이명이 없어질 미래에 대한 기쁨을 연상하면 치료의 효과가 높아진다.

5. 신경학적 문제의 치료

이명은 청각신경계통을 통해 뇌로 전달되며, 주로 감정뇌(변연계)와 자율신경계를 흥분시키기 때문에 부정적인 심리정서적 반응을 불러일으킨다. 따라서 이명이 생기면 불안하고, 우울하며, 잠이 잘 안 오거나 쉽게 스트레스를 받는다. 입은 마르고, 가슴은 답답하며, 심장이 빨리 뛰는 것을 느끼기도 하고, 팔다리에 쥐가 잘 나며, 두통과 어지럼증 또한 오기도 한다.

그런데 이러한 상태를 더욱 악화시키는 요인 중의 하나가 전문 의사한테 가서 진료받을 때이다. 의사는 부정적인 설명을 한다. 즉 이명은 잘 낫지 않는 병이니 평생 달고 살아야 하고 혹시 청신경종양이 의심되니 MRI를 한번 찍어보자고 한다. 정신병이 있다고 평생 생각조차 안 해본 이명 환자에게 정신과 약물인 신경안정제를 처방한다면 충격을 받지 않을 수 없다. 이때부터 이명은 더욱 커지게 되는데, 설상가상으로 이로 인해서 이명이 더 이상 해결되지 않는 것이다.

이런 사람이 또 다른 질병을 일으키거나, 갑자기 직장에서 해고되거나, 이혼을 하거나, 직장에서 많은 스트레스와 과로가 누적된다면 이명은 더욱 더 악화된다. 평소 이명이 있는 분들은 그냥 이명을 별로 신경 쓰지 않은 채 가끔 있다 없다 하는 정도로 여기고 살아간다. 이런 분들에게 갑작스런 스트레스와 과로 혹은 면역력 저하가 오거나 큰 소음 등이 있게 되면 문제시되지 않던 이명이 이제는 심각한 문제를 일으키는 질병까지 발전하게 된다.

대부분 소음이 많거나, 이어폰(헤드폰)을 쓰고 다니거나, 전화 통화를 많이 하거나, 스트레스를 많이 받고 과로하는 분들에서 이러한 이명이 심각해짐을 알 수 있다. 일단 이명이 심각해지면 특별히 다른 스트레스나 과로가 없어도 이명 자체가 스스로 또 다른 이명을 일으켜 악순환을 초래한다.

(1) 청각과민증

청력검사에서 불쾌역치가 90데시벨 이하인 경우에 청각과민증을 의심하지만 소리기피증 또한 불쾌역치가 낮기 때문에 두 가지를 잘 구별해야 한다. 청각과민증과 이명 그리고 소리기피증이 함께 있는 경우가 많은데, 우선 청각과민증을 치료해야 한다. 청각과민증을 치료한다고 소리기피증이 좋아지지는 않지만 이명은 호전되는 양상을 보인다.

(2) 이명과 청력저하

대부분 난청이 심하지 않은 경우에는 스스로 청력에 문제가 없다고 생각한다. 이명 환자의 70~80%가 약간의 난청에서 고도 난청까지 난청을 보여 관련이 깊다. 이명 환자 중에서 난청이 아주 심한 경우에만 보청기의 착용을 권한다. 그렇지 않은 경우에는 별로 소리 듣기에 대한 부담이 없고 보청기 자체가 또 다른 스트레스를 줄 수도 있기 때문이다. 보청기를 통해서 좀 더 외부의 소리들이 자연스럽게 들리면 달팽이관을 통해 청각뇌로 가는 신경경로에 적절히 자극을 주기 때문에 이명에 도움이 된다.

통계에 따르면 외부의 어떤 소리를 듣고 나서 이명이나 청각과민증이 더욱 악화되는 경우에 50% 이상의 이명 환자들이 우연히 어떤 큰소리나 듣기 싫은 소리 등에 노출된 후에 이명이 더욱 악화되었다고 한다. 어떤 환자는 하룻밤이 지나고 나서는 악화된 이명 소리가 가라앉았다고 하고, 어떤 환자는 다음날까지 계속 이명이 더 커졌다고 하며, 심한 환자는 그 이후로 오랫동안 더욱 악화된 상태라고도 한다.

이명 환자에게는 조그만 소리라도 귀에 거슬리고 지속적으로 자극을 주게 되면 눈덩이처럼 커져서 이명이 악화될 수 있다(kindling 효과). 만성적으로 이명이 있는 환자에겐 똑같은 스트레스 혹은 똑같은 소음이지만 처음의 스트레스나 소음보다 나중 것이 오히려 더욱 이명을 악화시키기도 한다(wind-up 효과). 이러한 경우의 환자들을 보면 대부분 정신과 약물을 오래 복용했거나 과거 질병으로 병원 치료를 많이 받은 분들이다.

(3) 이명재활훈련에서 이명의 중증도 분류

이명재활훈련에서는 이명의 중증도를 5가지 카테고리로 나누어서 치료한다. 소리기피증인 경우에는 어느 카테고리에도 들어갈 수 있고 환자에 따라 여러 카테고리에 걸쳐 있는 경우도 있다.

- **카테고리 0:** 가벼운 정도의 이명으로서 오래 되지 않았고 설령 오래 되었어도 이명이 가끔 있다 없다 할 뿐 환자의 삶에 그다지 많은 영향을 미치지 않는 경우이다. 피로하거나 스트레스를 받으면 잠시 왔다가 가는 정도의 이명이다. 너무 큰소리나 너무 적막한 상황을 피하고 적절한 음식, 수면, 스트레스 조절이 필요한 상태이다.

- **카테고리 1:** 이명이 커서 환자의 삶에 영향을 많이 미친다. 청각과민증이나 난청은 없지만 이명으로 인해서 병원을 찾는 상태이다. 이명재활훈련을 필요로 하는 시기이다.

- **카테고리 2:** 이명이 심한 상태이고 난청까지 함께 오는 경우이다. 보청기의 착용을 심각히 고민해야 한다. 보청기와 이명차폐기를 동시에 착용할 수 있는 장치가 필요하며, 주변에서 적절한 자연의 소리를 충분히 듣고 다녀야 한다. 아울러 음식, 영양 및 한방치료와 신경학적 교정치료가 반드시 필요하다.

- **카테고리 3:** 이명과 함께 심각한 청각과민증이 있는 경우이다. 정상인은 아무 문제없이 듣는 소리의 크기가 카테고리 3인 사람에겐 너무 큰소리라서 듣기가 힘들고 짜증이 난다. 소리에 민감한 반응을 하는 사람들에게서 많이 본다. 이명재활훈련과 함께 신경학적 교정치료, 음식, 영양 및 한방치료가 필요하며, 특히 청각과민증에 대한 치료를 제일 먼저 시행해야 한다.

- **카테고리 4:** 평소 이명이 있었는데, 어떤 사건이나 계기를 통해서 이명이 더 악화된 경우이다. 가령 어떤 큰소리를 갑자기 듣고 나서 이명이 더 커졌다든지, 과로하고 불면증이 심해진 이후에 이명이 더 악화되었다든지, 심한 스트레스를 받고 나서 이명이 더 커진 경우를 말한다. 몇 시간 후에 이명이 줄어들 수도 있고 하루를 지나야 이명이 약해질 수도 있지만 계속 심한 이명이 지속되는 경우도 있다. 이명의 치료가 가장 오래 걸리는 단계라고 볼 수 있다. 과거에 심한 교통사고가 난 경우, 머리나 목

등의 손상을 받은 경우, 정신과 약물을 오래 복용한 사람들에서 이명이 있는 경우에 이렇게 이명이 악화되는 사례가 많다. 청각과민증을 먼저 치료해주면서 심리정신적 치료, 신경학적 교정치료, 이명재활훈련 등의 특수한 치료가 필요하다. 잘못 치료하면 더욱 악화시키기 십상이다.

(4) 청각과민증과 소리기피증의 치료

소리에 민감한 사람들은 일반적으로 조용한 곳을 찾거나 귀마개 등을 끼어서 귀를 과잉보호하는 경향이 있다. 잠잘 때조차 귀마개를 하고 자려 한다. 이렇게 하면 외부의 적당한 소리 자극이 없으므로 달팽이관의 기능이 약해지며 청각신경계는 소리를 듣기 위해 더욱 민감해지고 흥분하게 되면서 증상이 더욱 악화된다. 따라서 소음이 심하지 않다면 귀마개는 피해야 한다. 이어폰이나 헤드폰으로 귀를 막고 음악을 듣는 것도 이명이나 청각과민증의 위험을 높이기 때문에 피하는 것이 좋다.

청각과민증이 있는 사람은 높은 소리(소프라노)가 날수록 더욱 못 참는다. 높은 음높이의 소리 대신에 낮은 음조의 소리를 크게 틀고 듣게 하는 연습을 하는 것도 도움이 된다.

청각과민증은 대부분 극심한 큰 소음에 갑자기 놀라거나 아니면 지속적으로 큰 소음에 노출되었을 때 생긴다. 그 외에도 만성피로증후군이나 라임 질병, 구안와사, 두개골외상, 간질발작인 경우에도 청각과민증이 나타난다. 자폐증 아이들을 치료해보면 대부분 청각과민증이 있으며, 베라르 청각치료로 과민증이 해소되면서 자폐 증상들도 많이 감소되는 것을 볼 수 있다.

난청이 있는 환자에서 흔히 나타나는 증상 중의 하나가 누가현상(recruitment)이다. 이는 청각과민증과 비슷하다. 청력이 떨어진 분에게 작은 소리로 말하면 잘 안 들린다고 하는데, 이때 큰소리로 말하면 갑자기 깜짝 놀라는 경우가 있다. 예를 들어 부인이 난청이 있는 남편에게 여러 번 불러도 대답이 없자 무관심한 줄 알고 갑자기 버럭 소리를 질렀더니 남편이 깜짝 놀라 화를 내면서 "왜 이리 시끄럽게 소리를 질러?" 라고 하는 경우이다.

이렇게 누가현상은 정상 청력에 비해 낮은 소리에서는 잘 안 들리다가 소리의 크기가 일정 수준을 넘으면 갑자기 소리에 민감해지면서 크게 들리는 현상이다. 누가현상은 대부분 난청과 함께 있고 귀나 고막을 수술했거나 귀와 관련된 질병을 앓은 경우에 생긴다. 특히 감각신경성 난청인 경우에 대부분 누가현상이 오게 된다.

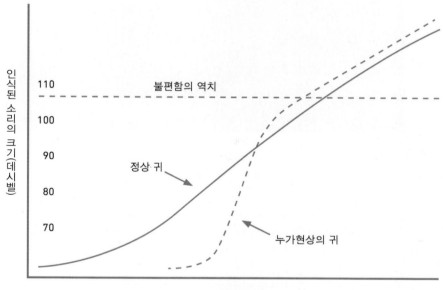

소리의 물리적 강도

백색소음(white noise)과 핑크소음(pink noise)은 이명 환자에게 도움을 주는 소리치료 중에서 효과적인 음원이다. 백색소음은 저주파에서 고주파까지 일정한 에너지(20~2만 헤르츠)로 소리가 나오는 반면, 핑크소음은 200헤르츠에서 6000헤르츠까지만 에너지가 나오고 그 이상의 고음에서는 소리의 에너지가 줄어든다. 따라서 청각과민증 환자에겐 핑크소음을 꾸준히 듣게 하는 것이 효과적이다.

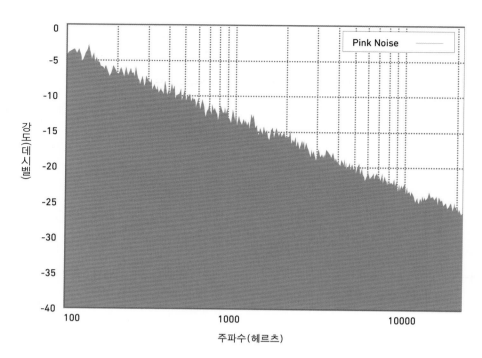

핑크소음

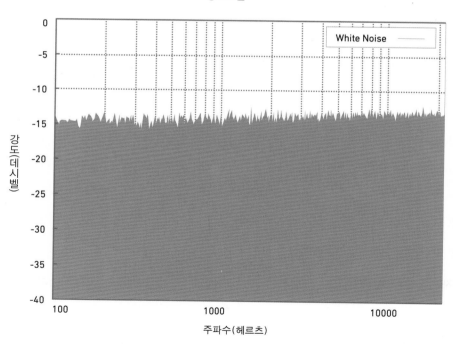

백색소음

청각과민증 치료의 핵심은 소리에 대해 청각시스템을 둔감하게 만드는 데 있다. 견딜 수 있을 정도의 작은 소리에서부터 치료 단계별로 서서히 큰소리에 노출시키면 자연스럽게 둔감화 과정을 거치면서 점점 커지는 소리를 편안하게 들을 수 있다.

소리기피증의 경우는 특정 소리와 변연계 및 자율신경계 사이의 불쾌한 연결을 다시 긍정적인 것으로 만들어주는 것이 치료의 핵심이다. 즐거운 소리를 능동적으로 듣게 하는 치료를 권한다. 이를 통해 기존의 소리에 대한 부정적인 느낌을 즐겁고 긍정적인 것으로 대체하게 된다.

난청이 있으면서 청각과민증이 있는 경우에 중등도 이상의 난청이라면 보청기의 착용을 권한다. 외부의 소리를 적절히 들어줘야만 청각뇌가 건강을 유지할 수 있기 때문이다. 난청과 청각과민증, 이명이 모두 있는 경우에는 적절한 보청기의 착용과 함께 청각과민증을 먼저 치료해주고 나서 이명을 해결해주는 순서를 밟는다. 청각과민증이든 이명이든 대부분 85% 정도에서 치유되며 기간은 빠르면 3개월, 늦으면 18개월의 시간이 필요하다.

베라르 청각치료(Auditory Integration Therapy, AIT)는 보통 65에서 90데시벨 정도의 소리 크기로 다양한 주파수의 음원을 통해 사운드 테라피를 하는 치료법이다. 달팽이관의 신경들에 적절한 자극을 줌으로써 청각뇌를 안정시키는 훈련법이다. 아이들의 청신경이 과도하게 민감한 경우에 상당히 효과적이며, 성인의 이명에도 많은 도움을 준다. 하지만 청각과민증이 있는 경우에는 좀 더 특별한 조절이 요구된다. 청각이 너무 과민한 경우에 사운드 테라피는 상태를 오히려 더 악화시킬 수 있기 때문에 전문가의 섬세하고도 적절한 청각치료가 반드시 필요하다.

(가) 청각과민증 음원재활훈련

청각과민증이 있는 것으로 청력불쾌역치검사 결과가 나왔다면 적절한 음원 세팅을 통해 재활훈련을 시작하는데, 세팅된 음원을 mp3나 스마트폰에 넣어 하루 2~3회 들을 수 있도록 한다. 1회 1시간을 들은 후 3시간은 쉬어주고 다시 듣기를 시작한다.

음원을 들을 때는 꼭 골진동 이어폰을 사용하도록 한다. 귀를 막는 일반 이어폰이나 헤드폰은 주변의 자연스런 소리를 듣지 못하게 하므로 이명이 더욱 악화될 수 있기 때문이다.

음원의 볼륨 소리는 보통 빙빙한의원에서 세팅을 해준다. 각 소리의 주파수와 볼륨에 따라 응용근신경학 근육반응검사를 하면서 한 번 더 확인을 하지만, 일반적으로 소리가 들리지 않는 볼륨까지 소리를 줄인 후 소리가 들리기 시작하는 지점을 스스로 찾아낸다. 그러고 나서 볼륨을 한 단계씩 높여 2~3단계 높인 소리인 작은 소리의 음원을 듣기 시작한다. 볼륨은 한번 정해지면 특별한 안내가 있을 때까지 키우지 않고 항상 일정한 소리로 듣는 것이 중요하다.

3주가 지나면 청력불쾌역치검사를 다시 하여 청각과민증의 호전이 있을 경우에 응용근신경학 근육반응검사를 통해 볼륨을 조절하거나 스스로 1~2단계 높여서 3주 동안 다시 듣기훈련을 한다. 듣는 횟수를 3~4회로 조금씩 늘려가는 것이 좋다(부록 참조).

(나) 소리기피증 재활훈련(MRT)

소리기피증 재활훈련은 환자가 좋아하는 취미생활을 통해서 소리에 적응하는 훈련이며, 환자 스스로 늘 주변 환경에서 자유로운 움직임이 가능해야 한다. 유사시 환자가 불편한 경우에 바로 빠져나올 수 있는 그런 환경이 되어야 한다. 집이나 극장에서 영화감상, 뮤지컬 공연 및 콘서트 관람 등의 활동이 필요하다.

A. 소리기피증 재활훈련 과정

① 스텝 1: 의사의 전적인 조언을 통해 소리기피증의 정도에 맞는 수준의 BB사운드를 선정하고 기간과 볼륨 크기를 정한다. 청각과민증이 함께 있는 경우에도 응용할 수 있으며, 가장 첫 번째로 실시하는 치료 단계이다.

② 스텝 2: 청각과민증이 해결된 경우의 단계로서 BB사운드를 환자에게 맞게 선택하여 주고 소리의 크기를 점검한다.

③ 스텝 3: 중간 단계로서 환자의 가족이나 가까이 있는 지인이 소리의 크기나 기간을

조절해줄 수 있는 경우이며, 가족이나 지인은 의사의 조언에 따라서 환자에게 필요한 적절한 소리치료를 돕는다.

④ 스텝 4: 3주간 치료가 반복된다. 우선 환자의 소리기피증 수준에 맞는 맞춤식 BB사운드 음악 CD를 하루에 30분씩 1주일간 듣는다. 둘째 주엔 소리 볼륨을 맞추기 위해서 다시 내원한다. 셋째 주엔 소리 볼륨을 다시 조정하는데, 조금씩 볼륨을 높여도 무방해야 한다. 3주 동안 방문할 때마다 현재 듣고 있는 음악의 종류, 볼륨 등이 모두 환자에게 적합한지를 검사받는다(MRT).

⑤ 스텝 5: 환자는 1주일에 한 번씩 극장에 가서 보고 싶은 영화를 본다. 다만 영화를 보기 전에 음원치료 소리의 볼륨을 조금 더 높여서 한두 시간을 미리 듣는다. 그 후에 극장에서 영화를 보는데, 유사시에 바로 영화관에서 나올 수 있는 출구 근처에 자리를 잡는 것이 좋다. 극장이 어려우면 백화점이나 대형마트 같이 사람이 많고 소음이 있는 곳에 가서 쇼핑을 하는 것이 좋은데, 습관이 되면 본의 아니게 낭비가 될 수도 있음을 명심해야 한다.

⑥ 스텝 6: 극장가는 것이 힘들면 집에서 비디오를 봐도 된다. 다만 옆에 있는 식구가 소리기피증 환자에게 필요한 적절한 소리 볼륨을 컨트롤해야 한다.

소리기피증 치료법은 청각과민증 문제를 해결해주지는 못하고 오히려 스텝 2 또는 3 방법을 너무 일찍 쓰면 청각과민증이 더욱 악화될 수도 있다. 그러므로 반드시 전문가와 늘 상담해야 한다. 반대로 청각과민증 음원재활훈련 프로토콜을 통해 청각과민증을 해결해줘도 소리기피증은 치료되지 않는다.

따라서 이명과 청각과민증, 소리기피증이 함께 있는 경우에는 반드시 먼저 청각과민증을 치료해준 후에 소리기피증을 치료한다. 이명 치료는 이명재활훈련 프로그램에 따라 처음부터 끝까지 계속 받게 된다.

B. 소리기피증 음원재활훈련 프로토콜

① 청각과민증과 소리기피증이 있는 것으로 검사 결과가 나왔다면 음원을 통해 재활훈련을 한다.

② 음원을 들을 수 있는 오디오와 mp3, 스마트폰을 준비한다.

③ 처음 3주 동안은 스피커를 통해 세팅된 음원을 듣기 시작한다. 응용근신경학 검사를 통해 어떤 BB사운드가 환자에게 듣기 좋은지 확인한다. 소리가 크지 않은 범위에서 음악에 귀를 기울여 소리를 들어준다.

④ 3주간 재활훈련을 한 후 극장이나 뮤지컬 공연장에 가서 유사시 쉽게 빠져나올 수 있는 출구 근처에 자리를 잡은 후 훈련을 한다.

⑤ 시끄러운 쇼핑센터나 백화점, 마트에 가서도 소음을 들었을 때 견딜 수 있는지를 테스트하고, 만약 참을 수 없을 경우 자리를 피한다. 그런 환경에서도 소리를 견딜 수 있다면 다음 단계의 재활훈련을 시작한다.

⑥ 소리기피증이 확실히 좋아졌다면 세팅된 음원을 이어폰을 이용해서 듣는 훈련을 한다. 이어폰은 귀를 막지 않는 골진동 이어폰을 사용한다.

⑦ mp3나 스마트폰에 세팅된 음원을 넣어 하루 2~3회 들을 수 있도록 한다. 1시간 동안 음원을 들은 후에는 3시간을 쉰 후 다시 듣기훈련을 시작한다.

⑧ 볼륨은 응용근신경학 검사를 통해서 세팅된 소리로 하거나 혹은 스스로 소리가 들리지 않는 볼륨까지 소리를 줄인 후 소리가 들리기 시작하는 지점을 찾아낸다. 그리고 볼륨을 한 단계씩 높여 2~3단계 높인 소리로 작은 소리의 음원을 듣기 시작한다. 볼륨을 키우지 않고 항상 일정한 소리로 듣는 것이 중요하다.

⑨ 3주 후 청력불쾌역치검사를 다시 하여 청각과민증에 호전이 있을 경우에 볼륨을 1~2단계 높여서 3주 동안 다시 듣기훈련을 한다.

6. 이명재활훈련(TRT) 치료

(1) 이명현상의 본질

이명현상은 본질적으로 다음과 같다.

① **이명은 소리가 없어도 일어난다:** 외부의 소리 없이 들리는 이명은 우리 몸의 청각신경계에서 나온다. 소리가 전혀 없을 때도 뇌는 청각신경 안에서 소리를 인지하기도 한다. 이 때문에 주변이 충분히 조용하면 누구나 이명 소리를 들을 수도 있다.

② **이명은 상대적이다:** 이명의 크기와 정도는 상대적이다. 불을 켠 방에서 잘 안 보이던 촛불이 불을 끄면 더욱 밝게 보이는 것과 같다. 달리는 차에서보다는 엔진이 꺼져 있는 차에서 오디오가 더 크게 들리듯이 조용한 침실에서 자려고 침대에 누워 있을 때에 이명도 더 크게 들린다. 조용함은 이명을 더 크게 일으킨다.

③ **뇌는 한 번에 한 가지 일만 한다:** 뇌는 여러 가지 복잡한 일들을 처리하지만 책을 읽으면서 편지를 쓸 수 없는 것처럼 주의를 요하는 일은 한 번에 한 가지밖에는 처리하지 못한다. 신경계의 과부하를 막기 위해 뇌는 오감을 통해 들어오는 정보들 중 걷고, 계단을 오르고, 차를 운전하는 것처럼 특별히 주의를 요하지 않는 반복적인 것들은 자동적으로 처리해버린다. 그러기 위해서는 우선 중요한 것과 중요하지 않은 것으로 구분해야 할 필요가 있다.

④ **이명은 변연계와 자율신경계를 활성화한다:** 이명은 청각신경계에서의 신호이다. 이 신호는 다른 뇌 시스템과 상호 작용한다. 이명에 의해 일어나는 특정 문제들은 감정을 담당하는 변연계와 자율신경계가 이명 신호에 의해서 활성화되기 때문이다.

⑤ **변연계가 활성화되면 감정적인 반응을 일으킨다:** 부정적으로 연합된 소리는 자율신경계의 교감신경 부분을 활성화한다. 만약 자극이 긍정적인 연합이라면(즐거운 음악처럼) 자율신경계의 부교감신경 부분이 활성화된다. 부교감신경의 활성화는 교감신경의 활성화와 반대로 작용한다.

(2) 이명이 문제가 되는 이유

이명은 변연계 및 자율신경계와 연결되었을 때만 문제가 된다. 이명에 의해 일어나는 조건화된 반응들은 해롭지 않은 소리 자극에도 조건화되어 반응하기 때문에 해로운 것이 된다. 자율신경계가 활성화될수록 이명을 더욱 인식하게 되고 결과적으로 이명의 강도가 증가한다.

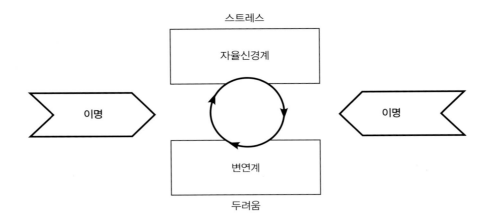

이명을 가진 80%의 사람들에게 이명은 중요한 것이 아니다. 이명신호는 중요하지 않은 것으로 구분된다(뇌는 이명신호가 새로운 냉장고에서 나는 소리처럼 무의미하다고 학습한다). 이렇게 구분될 때 이명신호는 변연계와 자율신경계를 활성화하지 못하고 중간에 차단된다. 의식에 도달하지 못하면 신호는 존재하지만 아무 문제가 없다.

반대로 이명을 가진 20%의 사람들은 이명신호를 중요한 것으로 뇌에서 분류한다. 이명은 일반적으로 처음 경험할 때 불쾌하거나 트라우마적인 사건들과 함께 일어나기 때문에 부정적인 감정과 한 쌍이 되어버린다. 이명이 나타날 때 일어나는 불안과 짜증이 이명과 하나로 연결되는 것이다.

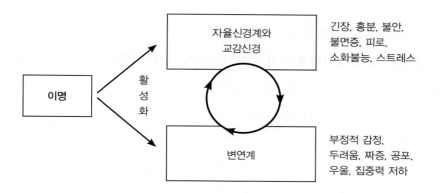

변연계와 자율신경계의 활성화는 서로 영향을 미치며 반복된다. 문제를 심각하게 만드는 것은 이 과정의 반복이다. 위협으로 인식된 이명 소리는 신경계가 그 신호들을 감지할 때 더 크게 잘 들리게 맞춰지고, 변연계가 활성화되면서 불안과 짜증이 고조된다. 더 민감하게 이명 소리를 잡아내려고 하다 보면 변연계와 자율신경계는 더욱 활성화되면서 이명신호를 더 많이 잡아내는 쪽으로 강화된다. 그러다 보면 이명을 인식하는 것과 이명에 의해 생긴 부정적 감정 사이에 계속 악순환이 일어난다.

자율신경계의 교감신경도 크게 활성화된다. 자율신경계가 활성화되면 심박과 혈압이 증가하면서 숨이 가빠지고 근육이 긴장된다. 대부분의 환자들은 조용하면 이명이 더 많이 들리고 이명이 (흥분으로 인해) 잠드는 것을 방해할 뿐만 아니라 자다가도 자주 깬다고 말한다.

이명은 소리의 크기와 음고로 평가하는데, 이명이 심한 정도와는 별로 관계가 없다. 이명은 크지 않더라도 충분히 고통스러울 수 있고 아주 커도 별로 괴롭지 않을 수도 있다. 이명의 심한 정도는 자율신경계에서 교감신경 부분의 활성화를 반영한다.

이명에서 악순환이 일어나는 두 가지 고리는 다음과 같다.

① **의식적 순환:** 의식적 순환은 대뇌피질과 변연계 사이의 상호 연결을 포함한다. 이명이 온 경우에 뇌종양이 있지 않을까, 귀가 먹는 건 아닐까, 정신병은 아닌가 하는 의식적 사고는 두려움을 가져온다. 이러한 종류의 생각은 직접적으로 자율신경계의

활동에 영향을 미친다.

② **잠재의식적 순환:** 잠재의식적 순환은 변연계와 자율신경계의 상호 연결을 포함한다. 일반적으로 조건화된 반사에 의해서 일어나는데, 의식적 사고는 없지만 반응은 같을 수 있다. 즉 이명을 전혀 인지하지 않아도 만성적인 근심, 걱정, 수면부족, 공황장애 등의 문제들이 일어날 수 있다.

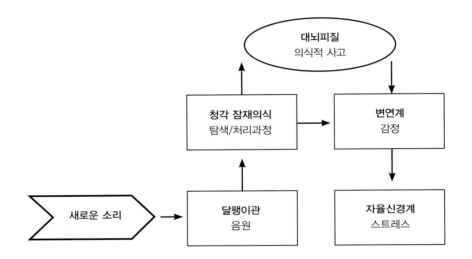

대부분의 환자들은 의식적 순환이든 잠재의식적 순환이든 이명과 연관된 정신적·감정적 문제와 수면 문제를 가진다. 잠재의식적 순환은 이명에 대해 의식을 못하고 있어도 항상 이명이 성가시게 따라다닌다는 것을 말한다.

학습되거나 조건화된 것을 포함하여 자동적으로 일어나는 잠재의식적 순환은 의식적 순환보다 훨씬 더 중요하다. 이명 환자들에게 이명은 항상 있기 때문에 잠재의식적 반응은 계속 반복된다. 잠재의식적 순환이 계속되면 이명이 가끔 일어났을 때보다 더욱 치료가 어렵다.

(3) TRT 치료

(가) TRT 치료의 원리

새로운 소리는 대뇌피질로 가는 모든 경로에서 청각경로를 활성화하며, 그 소리가 새로우면 청각시스템에 의해 주목을 받고 의미를 결정하기 위해 대뇌피질에서 평가된다. 동시에 새로운 신호들은 변연계와 자율신경계의 약한 활성화를 일으킨다.

만약 새로운 소리에 특별한 행동이 필요하지 않으면 이 신경적 신호는 뇌에 의해 '중요하지 않은 것'으로 분류되며, 자주 들을수록 변연계와 자율신경계의 반응은 약해진다. 소리는 계속 청각시스템에 의해 탐지되지만 변연계나 자율신경계에 자극을 주지는 못하는 것이다. 이것은 신호가 탐지되지만 의식적 인지에 다다르지 못하는 것이며, 의미 없는 신호로 습관화되는 과정이다.

처음 냉장고를 설치하면 그 소리는 새롭고 우리의 주의를 끈다. 소리는 거슬릴 수 있다. 이건 가벼운 짜증을 일으키고 자율신경계의 가벼운 활성화를 가져온다. 이때 이 소리가 고장의 신호로 생각되면 AS를 불러야 하는지 걱정이 되면서 자율신경계의 활동을 일으킬 수 있다. 하지만 고장이 아니고 자연스러운 소리라는 판단이 되면 계속 소리가 들려도 더 이상 신경이 쓰이지 않을 것이다. 이것이 자연적 습관화이다.

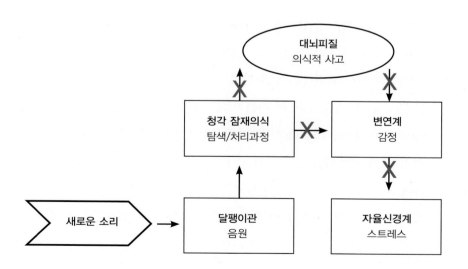

새로운 소리는 우선적으로 뇌에서 당장 처리할 중요한 것인지 그냥 지나쳐도 될 것인지를 구분하기 위해 평가된다. 만약 그 소리가 위험하고 중요해서 당장 어떤 행동이 필요하다면 최우선적으로 인식될 것이고 반응하게 될 것이다.

앞의 예에서 새로운 냉장고 소리에 의미가 없다는 것이 학습되면 뇌는 냉장고 소리를 중요하지 않은 것으로 재분류한다. 그러면 소리는 더 이상 인식되지 않고 인식되어도 더 이상 짜증을 일으키지 않는다.

이때 뇌에서는 어떤 일이 벌어질까? 중요하지 않다고 분류되면 잠재의식 레벨에서 이 신호를 거르게 된다. 더 이상 신호는 변연계와 자율신경계로 연결되지 않는다(반응의 습관화). 걸러진 신호는 일반적으로 대뇌피질에 이르는 경로를 활성화하지 않는다(인식의 습관화).

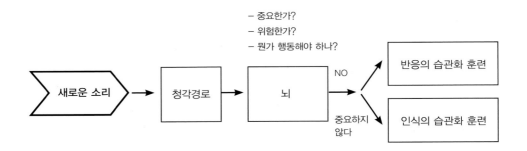

이명을 처음 경험할 때도 이러한 평가 과정을 똑같이 거친다. 일부 환자들은 어딘가에서 나는 소리를 이명이 온 것으로 생각한다. 하지만 첫 이명을 경험하는 환자들은 대부분 이명 소리가 머리에서 나왔다는 것을 재빨리 깨닫는다. 이명의 인식이 아니라 이것에 대한 반응이 문제를 일으킨다. 이명에 대한 인식과 반응 둘 다 모두 습관화된다.

TRT(Tinnitus Retraining Therapy, 이명재활훈련) 치료법은 이명과 연합된 조건화된 반응을 없애기 위해 고안되었다. 습관화 과정은 이명 소리와 자율신경계 사이에서 일어난다. 이명신호는 영향을 미치지 못하고 반응은 멈춰진다. 이명의 크기와 높이를 측정하는 것이 이명의 고통 수준을 말해주지 않는 이유이다. 습관화는 이명의 진단이나 원인과 상관없이 일어날 수 있다. 이명의 원인은 관련이 없다.

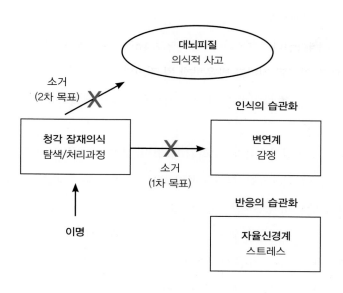

(나) TRT 치료의 목적

　TRT 치료의 1차 목적은 이명에 대한 반응의 습관화(조건화된 반사 작용의 수동적 소멸에 기인하며 학습과정에 속한다)라고 할 수 있다.

　TRT 치료를 받아도 이명의 크기와 높낮이, 이명이 들리는 시간은 짧아지지 않을 수 있다. 그러나 이명을 여전히 인식한다고 해도 치료 후 환자의 삶은 달라질 수 있다. TRT 치료의 1차 목적은 이명 소리와 변연계 및 자율신경계의 활성화 사이의 기능적 연결을 변화시키는 것이다. 반응의 습관화가 이루어지면 변연계와 자율신경계로부터 청각시스템으로 들어가는 정보 전달이 작아져서 이명이 덜하다고 환자는 느끼게 된다.

　TRT 치료의 2차 목적은 이명에 대한 인식의 습관화이다.

　이명에 대한 인식이 습관화되면 이명신호는 청각신경계에서 활성화되어 남아 있지만 신호가 의식에 도달하기 전에 차단되어 대뇌피질에 도달하지 않는다. 인식조차 되지도 않는다. 일단 반응의 습관화가 충분하면 인식의 습관화는 자동적으로 일어난다.

(다) 수동적 소멸 방법

청각과 자율신경계 사이의 연결은 직접적으로 조정할 수 없다. 대신 우리는 조건화된 반사 작용의 수동적 소멸 기술을 이용한다. 자극은 의미를 얻을 때 재강화와 함께 연합되는데, 강화 없이 같은 자극이 반복적으로 제시되면 의미를 잃어버린다. 이것이 바로 수동적 소멸이다.

이명에서 자극은 이명신호이다. 그리고 부정적 강화는 자율신경계의 반응이다. 이명의 모든 반응을 없애는 것은 불가능하다. 그러므로 수동적 소멸 방법은 부정적 강화를 줄이거나 없앰으로써 조절한다. 동시에 사운드 테라피와 함께 이명신호의 강도를 줄인다.

수동적 소멸을 위해서는 자율신경계에서 이명신호에 대한 반응이 반드시 줄어야 한다. 이러한 수동적 소멸에는 4가지 방법이 있다.

A. 이명신호는 중요하지 않은 것으로 재분류되어야 한다.

이명은 바깥털세포와 안쪽털세포의 불균형으로 오는데 털세포의 기능저하는 청각 중추신경계를 흥분시켜서 이명이 커진다. 밀실에 있으면 이명 소리와 유사한 소리가 나는 원리와 같다.

이명이 인지적인 수준에서 중립적 신호로 재분류되면 자율신경계의 활동에 영향을 미치는 의식적 순환은 깨지거나 연결이 급격히 줄어든다. 단지 잠재의식적 고리는 자율신경계의 활동을 위해 계속된다.

B. 심리적 원리들을 이용하여 이명을 이해한다.

미리 알고 있는 위험은 예상 밖의 위험보다 자율신경계에서 반응을 약하게 일으킨다. 예를 들어 치과 환자에게 치료과정이 어떠할지 설명하면 환자의 불안은 줄어든다. 신경생리학적 모델은 이명의 인식 메커니즘과 왜 이명이 부정적인 감정적 반응을 일으킬 수 있는지를 설명하는 틀이 된다. 이러한 콘셉트를 이해하면 이명이 일으키는 자율신경 활동을 줄일 수 있다.

C. 긍정적 감정과 이명의 새로운 연합을 만든다.

이명 소리를 긍정적인 것으로 생각하도록 노력한다. 예를 들어 이명을 뇌의 음악처럼 생각한다. TRT 치료의 성공 사례를 보여주는 것도 도움이 된다. 많은 의학연구에서 TRT 치료는 대부분의 환자들에게 효과적이었고 극단적으로 심했던 이명 환자들에게도 대부분 효과가 있었다. 긍정적인 생각과 희망의 느낌은 자율신경계의 활동을 줄여준다.

D. 스트레스의 수준을 줄인다.

대부분의 이명 환자들은 스트레스가 많은 삶을 산다. 스트레스는 자율신경계의 활성화에 기여한다. 이완훈련, 바이오피드백, 최면, 여가활동, 오락 같은 다양한 스트레스 관리 수단들은 많은 도움이 된다. 이들의 일부는 이명신호에 짜증이 많이 나는 피드백 순환 고리를 약하게 하는 데 도움을 줄 수 있다. 하지만 스트레스 관리를 잘하는 것만으로는 완전한 해결책이 되지 못한다.

* 역효과를 내는 주의분산

이 방법은 짜증나는 이명에서 해방되기 위해 자주 사용된다. 일시적으로는 도움이 될 수 있다. 하지만 장기간 유지될 습관화를 만드는 데에는 역효과를 낳을 수 있다. 이 방법은 어떤 사람이 이명에 대해 생각할 때 단지 주의를 분산시키는 것이다. 주의분산은 청각신경계와 변연계 사이의 연결에 대해 어떤 영향도 미치지 못한다. 이명이 자율신경계를 활성화한다면 잠시 주의를 분산시키는 것만으로는 어떤 변화도 일으키지 못한다. 이명에 대한 반응의 습관화도 일어나지 않을 것이다. 동시에 오히려 이명에 더 집중하는 부작용을 가져올 수도 있다.

(라) TRT의 주요 치료법

TRT 치료의 필수불가결한 두 가지 구성요소는 카운슬링과 사운드 테라피이다.

사운드 테라피의 종합적인 목적은 이명신호의 강도를 줄이는 것이다. 이를 위해 소리를 사용하며, 특별한 장치를 사용하지는 않는다. 원리는 차이(강도)를 줄이는 것이다. 자극이 인식되는 강도는 자극과 그것의 배경 사이의 대조에 근거한다. 불을 켠 방보다 어둠속에서의 촛불이 더 밝은 것과 같다. TRT 치료를 위한 사운드 테라피는 이 원리에 기초한다. 이명의 강도는 배경에 달려 있어서 배경 소리가 크면 이명신호는 작아진다. 외부의 소리가 크면 청각신경계에서 배경이 커지면서 이명 소리와 배경 사이의 대조가 줄어든다.

대조가 줄어들면 두 가지 변화가 온다. 이명신호의 강도가 대뇌피질 영역과 변연계 영역에서 줄어든다. 또한 신경계가 이명신호를 찾아내기가 더 어려워진다. 이명신호의 탐지가 줄어들면 습관화 과정이 용이해지고 반응과 인식의 습관화도 쉬워진다.

소리는 이명을 차폐하는 역할을 한다. 이명을 부분적으로 혹은 전체적으로 차폐하면 이명으로부터 일시적으로 벗어날 수 있다. 하지만 이명의 차폐는 습관화를 이루는 데 역효과를 내기도 한다. 조건화된 반사 작용을 없애기(소거하기) 위해서는 학습 자극이 제거되어야 한다. 그 자극은 재강화되지 않는다. 습관화 과정에서 뇌의 재훈련을 위한 소거 과정이 이루어지려면 이명신호가 사운드 테라피를 하는 동안 그대로 유지되어야 한다.

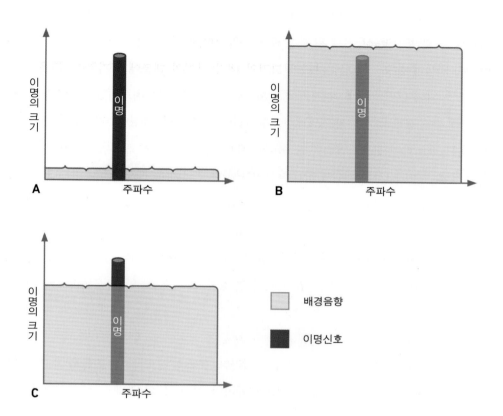

A. 심하게 우뚝 솟은 그림처럼 이명이 크게 들린다.
B. 음원 소리를 크게 해서 이명을 아예 안들리게 하는 차폐 방법이다(권장되지 않음).
C. 이명도 들리고 음원도 같이 들리는 방법이다(권장됨).

(마) TRT 치료 관련 질문

A. TRT 치료를 하면서 약물을 복용해도 되나요?

어떤 약물도 이명만을 위해 작용하는 것은 없다. 응급상황이 아니라면 TRT는 심리 및 건강 문제도 가진 복합적인 환자의 약물 복용을 권하지 않는다. 효과적인 TRT는 기분을 바꾸는 데 사용되는 약물의 도움 없이도 우울과 불안을 상당히 줄여줄 수 있다.

지금까지 어느 약물도 이명에 대해 지속적인 효과를 보여주지 못했다. 약물들은 종종 부작용이 있음에도 불구하고 많은 환자들이 이명치료를 위해 약물을 복용한다. 이러한 약물들은 일반적으로 불안을 다루는 중추신경계를 타깃으로 한다. 변연계와 자율신경계 안에서 활동을 줄이는 작용을 하는 약물의 문제는 학습과정을 방해한다는 것이다.

TRT를 위해 어떤 치료도 갑자기 중단할 필요는 없다. TRT 치료기간 중 약물 사용은 만약 중추신경계의 가소성(기억)을 손상시킨다면 습관화 과정이 더뎌질 수 있다. 이때 특히 벤조디아제핀(자낙스류의 항불안제)이 문제가 된다. 그 외 글루타민산염 수용체, 칼슘 채널, 나트륨 채널에 작용하는 약물들은 가소성을 손상시키지 않는다.

B. 술은 마셔도 되나요?

술을 마시면 학습능력이 손상된다. 술과 벤조디아제핀은 TRT 치료에 필수적인 학습활동과 사고능력, 정신 등에 영향을 미칠 수 있다.

C. 치료기간은?

습관화에는 일반적으로 몇 달 이상이 걸린다. 조건화된 반사 반응들을 소거하려면 이상적으로는 부정적 재강화를 완전히 없애야만 한다. 논의한 대로 재강화는 완전하게 없앨 수 없다.

증상은 1~2개월 안에 좋아지지만 좀 더 오래 걸릴 수도 있다. 대부분의 환자들은 첫 6개월 내에 습관화 과정을 거친다. 아주 좋아져도 재발을 막기 위해서는 적어도 12개월 동안 치료와 관찰이 필요하다. 12개월 이후로는 더 이상 도움이 필요하지 않을 때까지 유지한다. 치료하는 동안 확연히 좋아지는 기간과 좋아지는지를 거의 느끼지 못하는 기간이 있을 것이다. TRT 치료에서는 주어진 시간 동안 경과와 상관없이 꾸준히, 열심히 노력하는 것이 중요하다.

실제로 많은 이명 환자들이 3개월 내로 이명의 강도가 줄었다고 하고 6개월이 되면 이명이 없어지거나 있어도 편안하게 생활을 한다.

7. 베라르 이명재활치료

베라르 이명재활치료 또는 베라르 청각치료(Auditory Integration Therapy, AIT)는 다음과 같은 증세를 가진 사람들의 치료에 성공적으로 사용되었다.

- 일반 신경장애: 어지럼증 및 밸런스 장애, 우울증과 불안증, 두뇌손상, 청각신경장애 (기능적인 경우), 이명
- 소아 신경발달장애: 주의력결핍장애(과잉이나 충동장애가 있건 없건 상관없이), 자 폐증, 학습장애, 전반적 발달장애

청각이 왜곡되면 위의 증상을 일으키는 중요한 요인으로 작용하기도 하는데, 청각은 사람에 따라 비대칭이거나, 불규칙하거나, 과민하거나, 체계가 깨질 수 있다. 베라르 청각 치료는 청각의 인식과 청각정보의 신경적 처리를 정상화한다.

베라르 청각치료는 청각체계 전체를 정상화하도록 고안되었다. 뇌는 청각체계의 주요 부분이기 때문에 청각훈련은 뇌가 귀로부터 정보를 받아들이고, 처리하고, 정리 하는 방식을 변화시키는 데 목적이 있다.

베라르 청각치료는 특수하게 고안된 청각장비를 통해 소리의 파장을 진동시킴으로써 소뇌와 전정기관, 달팽이관을 적절히 자극하여 좌우 평형기관과 달팽이관, 소뇌의 밸런스 를 유지하게 된다. 따라서 베라르 청각치료는 소뇌와 전정기관, 달팽이관의 기능을 회복 시킨다.

달팽이관은 다음과 같은 신경 기능과 관계가 있다.

- 소리를 전달한다.
- 소음으로부터 뇌를 보호한다.
- 심리·정신 기능과 관련된다.

그리고 소뇌는 다음과 같은 신경·심리·정신 기능과 관계가 있다.

· 감정, 불안, 흥분, 조울증
· 주의력 집중
· 기억력(작업기억과 오랫동안의 기억력 저장능력)과 학습능력
· 일을 계획하고 수행하며 행동화하는 과정
· 시각을 통해 몸의 밸런스를 유지하는 기능
· 복잡한 문제나 생각을 해결하는 기능

한편 전정기관은 다음과 같은 신경·심리·정신 기능과 관계가 있다.

· 눈과 목의 근육, 척추의 근육을 조절한다.
· 몸의 중심을 잡고 밸런스를 유지한다.
· 몸과 마음을 각성하게 하고 깨어 있게 한다.
· 감정적, 정서적 기능을 유지시켜 준다.
· 소화기능을 돕는다.
· 학습 및 기억능력을 돕는다.

(1) 베라르 청각치료란?

베라르 청각치료, 즉 베라르 AIT는 청각 인식을 향상시키는 하나의 방식이다. 환자는 듣기를 정상화하고 듣기능력을 연마하도록 조작된 음악을 듣는다. 베라르 AIT는 청각의 왜곡 정도를 낮추고 현실세계와의 소통능력을 증가시킨다. 듣기가 새로워지면 실제로 신경망에서 시냅스가 정상적으로 활동한다.

베라르 AIT는 뇌의 음향 처리뿐만 아니라 귀의 구조에도 도움이 되는데, 음악의 진동을 통해 중간귀가 구조적으로 작동한다. 베라르 AIT는 달팽이관뿐만 아니라 전정

기관 또한 자극한다. 전정기관의 장치들은 균형, 조정, 자가수용감각에 영향을 주기 때문에 서고, 걷고, 정보를 통합하는 일뿐만 아니라 눈 운동을 조절하는 소뇌와 안구의 근육에도 영향을 미친다.

그래서 청각신경을 적절히 자극시켜 주면 소뇌와 달팽이관, 전정기관의 밸런스가 맞추어져 이명이 호전될 뿐만 아니라 눈의 움직임이 정상화되면서 몸의 균형감각이 완전해지며 머리가 어지럽고 귀가 먹먹한 느낌 또한 사라지게 된다.

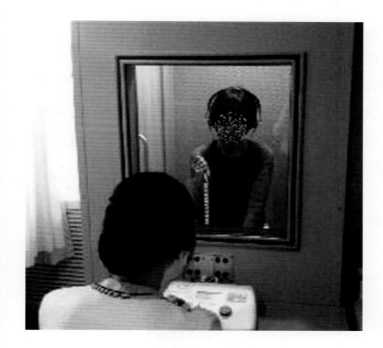

청력검사

(2) 베라르 AIT는 어떤 절차로 행해지나?

베라르 AIT는 청력검사 3회와 30분간의 듣기 20회로 구성되어 있다.

광범위한 영역의 주파수가 포함된 역동적인 음악을 AIT 장비(Earducator) 안의 여과장치를 통해 내보낸다. 임의의 음량뿐만 아니라 임의로 약화시킨 다양한 주파수대로 음악을 대량 가공한다. 음량과 음조는 계속해서 임의적으로 조절된다. 임의로 선택된 주파수로 인해 중간귀의 이소골을 조절하는 근육이 자극되어 움직인다. 음악은 CD 중에서 모든 주파수가 다 포함된 음악을 고른다.

청력검사는 훈련 전, 중간 및 끝에 이루어진다. 청력검사를 통해 환자에게 과민한 주파수가 있는지 알아낸다. 과민한 주파수는 훈련 중에 여과된다.

(3) 베라르 AIT 치료의 구성

30분간의 음악 듣기가 1회이다. 하루에 2회씩 10일 연속으로 진행한다. 최소 3시간의 회간 휴식이 필요하다. 첫 5일 이후에는 최대 이틀간의 휴식이 가능하다.

듣기능력과 변화를 재점검하기 위한 중간평가는 10회를 마친 후에 한다. 장치의 여과기에 수정이 필요하면 이 단계에서 한다. 세 번째 평가는 20회가 끝난 후 행한다. 20회 후에는 훈련받은 사람의 듣기능력이 대폭 향상되어 모든 또는 대부분의 주파수가 정상 범위 내에서 인지될 것이다.

달팽이관-소뇌-전정신경 기능장애로 인한 이명과 어지럼증을 위한 베라르 청각치료는 음악 듣기의 세팅 작업이 환자의 상태에 따라 조절될 수 있다.

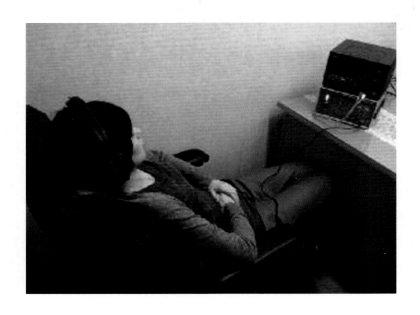

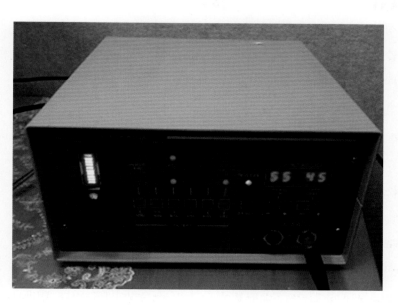

베라르 청각치료 모습

(4) 베라르 AIT의 역사

프랑스 앙시 출신의 가이 베라르 박사는 이비인후과 전문의로서 자신의 청력 문제 때문에 AIT를 개발하였다. 그는 이명 증세가 있었고 청력을 잃어간다는 말을 들었다. 베라르 박사는 토마티스 박사와 함께 연구하였는데, 프로그램이 너무 길다고 생각한 베라르 박사는 본인이 직접 전기장치를 고안했다.

(5) 귀와 달팽이관 및 전정기관

귀는 소리, 균형, 자세, 몸의 움직임 조절에 중요하다. 귀는 눈 운동과 공간 인식을 조절하는 데 도움을 준다. 물론 언어를 이해하고 사용하는 능력에 필수적이다. 귀는 달팽이관과 전정기관의 말초적인 기능을 가지면서 중추신경계와 강력한 연관성이 있어 인간의 잠재력을 개발하는 데 필수적인 역할을 담당한다. 뇌 전체와 척추는 달팽이관과 함께 큰소리에 즉각적으로 활성화되기도 한다.

베라르 AIT는 바깥귀, 중간귀, 속귀, 뇌줄기, 소뇌, 상위 대뇌피질 중심 간의 풍부한 상호 연결성으로 말미암아 다양하고 광범위한 이명 문제에 효과가 있다. 소리 자극이 통과하는 뇌 속의 경로가 환자의 뇌신경을 적절히 자극하여 뇌신경의 치료 효과를 돕는 것이다.

(6) 베라르 AIT와 소아 청각과민증 및 심리발달장애

소리는 고막을 통해서 달팽이관으로 연결된 후에 청각중뇌와 청각시상을 통해 제일 먼저 편도체로 연결되어 소리에 대한 무의식적 반응을 하게 하여 그 소리를 듣게 하고, 때로는 깜짝 놀라게도 하고, 가슴이 뛰고 심장이 빨리 움직이게도 한다. 청각시상에서 또 다른 경로는 대뇌피질이다. 대뇌피질은 이러한 소리가 어떠한 소리인지를 분석하고 과거에 듣던 소리와 비교해서 평가를 내린다. 대뇌피질은 분석을 다 끝내면 결과를 바로 편도체로 보내서 편도체가 행동하게 한다.

따라서 건강한 뇌를 가진 아이라면 소리가 났을 때 놀라거나 감정의 변동이 쉽게 일어나지 않고 소리를 분석하여 이성적으로 판단한 후에 편도체가 적절히 자연스럽게 반응하도록 제어한다. 대뇌피질이 정상적으로 발달하고 있는 아이인 경우이다.

반대로 편도체의 감정 조절을 해야 할 대뇌피질이 불완전한 아이들인 경우에는 사소한 소리나 지속적으로 나는 소리에 민감한 반응을 보이면서 짜증을 내며 쉽게 흥분한다. 대뇌가 적절히 편도체를 억제해주지 못하기 때문에 작은 소리에도 아이들은 놀라거나 흥분하고 때로는 울음을 터트리기도 한다. 청각경로인 달팽이관 안의 털세포에 문제가 있는 경우에도 이러한 증상이 올 수 있다.

대뇌피질 중에 특히 전전두 대뇌피질은 편도체로 가는 정보를 적절히 억제하는 역할을 한다. 하지만 아이가 과거 정신적으로 놀란 적이 있거나, 아니면 넘어지거나 교통사고를 당했거나, 침대에서 떨어져 머리를 다친 경우에도 전두엽에 보이지 않는 손상이 남아 있어 감정 조절력에 문제가 올 수 있다. 이러한 경우에 편도체의 변연계 활성화가 지나치게 되므로 사소한 소리에도 못견뎌 하면서 흥분을 감추지 못한다.

이러한 아이들이 헤비메탈이나 시끄러운 록음악 등을 헤드폰을 끼고 매일 듣게 되면 더욱 더 청각에 문제가 오면서 학습장애나 발달장애가 발생할 가능성이 높다.

〈본원의 AIT 치료 결과〉

○○○ 님의 어지럼증과 이명 치료 후기

· 2010년 1월 치료 전: 일상생활을 하면서 작은 소음에도 굉장히 민감하고 지속적인 소리에는 신경질적인 행동을 보일 정도로 소리에 민감했습니다. 귀에서 '윙~~~' 하는 소리가 납니다. 처음에는 귀에 바람이 들어가서 그런가 보다 생각했습니다. 귀에 바람이 들어가 있다가 나중에는 소리가 울리듯이 나고 어지러우면서 귀도 '찡' 한 듯 아프기 시작했습니다. 처음에는 귀만 아팠는데, 이제는 머리도 아프고 멍하며 집중력도 저하되는 기분입니다. 귀에서 소리가 나면서 아프기 시작하면 소리 나는 쪽 귀를 포함해서 얼굴 반쪽이(소리 나는 귀 중심으로) 마비되는 듯 찌릿찌릿 아프고 얼굴을 움직일 수 없는 통증도 가끔 느낍니다.

· 1차 청력검사 결과(치료 전)

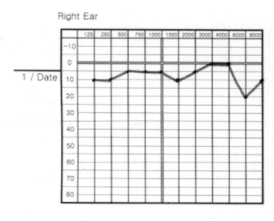
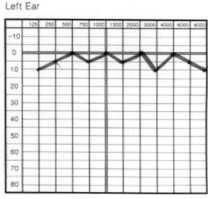

- 2010년 1월 치료 후: 처음에 치료를 받고 제일 먼저 달라진 점은 아침에 자리에서 일어날 때 어지러움이 없어졌고 얼굴을 못 움직일 정도의 고통이 사라진 것이었습니다. 귀에서 '윙~~' 하는 소리는 자주 들리지 않지만 조금씩 가끔 납니다. 냉장고 소리, 시계 소리, 컴퓨터 소리에는 아직 민감합니다. 귀에 공기가 찬 느낌은 조금 덜하고 예전만큼의 통증은 아닙니다.

- 2010년 2월 1일: 아주 많이 좋아진 듯합니다. 어지럼증은 완전히 좋아진 거 같습니다. 자리에서 일어나거나 아침에 일어날 때도 어지럼증은 전혀 없습니다.

- 2차 청력검사 결과

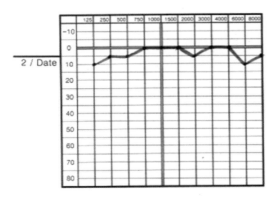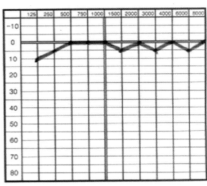

- 2010년 2월 11일: 멍해지는 증상이 제 자신도 놀랄 정도로 좋아졌습니다. 귀에 바람들어간 듯한 느낌과 '윙~~' 하는 소리도 나지 않습니다. 작은 소음에는 예전처럼 민감하지 않고 많이 신경 쓰이지 않습니다.

- 2010년 2월 20일: 치료하기 전의 모든 증상들이 좋아진 거 같습니다. 증상들이 호전되면서 성격이 느긋하고 신경질적이지 않게 되었습니다. 집중력도 좋아진 거 같습니다.

· 3차 청력검사 결과

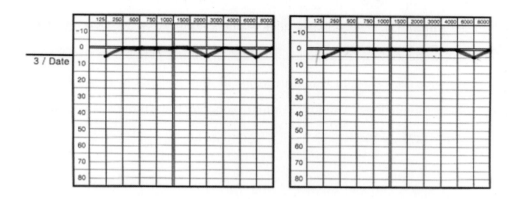

* 이명재활훈련(TRT)을 통한 이명치료의 효과와 관련해 대표적인 논문을 보면 다음과 같다.

· 에모리대학의 자스트레보프 교수가 이명센터를 찾은 752명 중 치료를 받은 환자 532 명에 대해 연구하였는데(1999~2005년), 경미한 이명 환자를 제외한 심한 이명 환자 303명에서 치료 효과는 82%였다.

· 스페인 이명 환자 172명을 대상으로 한 연구에서 치료 유의성은 88%였다. Herraiz C, Hernandez FJ et al. Tinnitus retraining therapy: our experience. In: Hazell J, editor. Proceedings of the Sixth International Tinnitus Seminar. London: The Tinnitus and Hyperacusis Center; 1999. p.483~4.

· 이명 환자 158명에 대해서 이명 치료율은 82%로 나타났다. Otolaryngol Head Neck Surg. 2005 Nov;133(5):774~9. Long-term clinical trial of tinnitus retraining therapy.

Herraiz C, Hernandez FJ, Plaza G, de los Santos G.

· 독일 이명 환자 122명을 대상으로 한 연구에서 80% 이상의 호전율을 보였다.
Lux-Wellenhof G. Treatment history of incoming patients to the Tinnitus & Hyperacusis Center in Frankfurt/Main. In: Hazell J, editor. Proceedings of the Sixth International Tinnitus Seminar. London: The Tinnitus and Hyperacusis Center; 1999. p.502~6.

· 이명 치료는 환자들의 80%에서 유의성 있는 결과를 보였다.
Rev Laryngol Otol Rhinol (Bord). 2007;128(3):145~8.
[TRT: Results after one year treatment].
Madeira G, Montmirail Ch, Decat M, Gersdorff M.

· 메니에르 환자의 이명 증세가 이명재활치료 6개월만에 73%의 치료 효과를 나타 냈다.
Acta Otorrinolaringol Esp. 2006 Feb;57(2):96~100.
[Tinnitus retraining therapy in Meniere disease].

· 그 외 이명재활치료에 관한 다수의 논문들은 다음과 같다.

Audiol Neurootol. 2006;11(5):276~86. Epub 2006 May 23.
A modified version of tinnitus retraining therapy: observing long-term outcome and predictors.
Mazurek B, Fischer F, Haupt H, Georgiewa P, Reisshauer A, Klapp BF.

Prog Brain Res. 2007;166:415~23.

Tinnitus retraining therapy.

Jastreboff PJ.

ORL J Otorhinolaryngol Relat Spec. 2006;68(1):23~9; Discussion 29~30. Epub 2006 Mar 3.

Tinnitus retraining therapy: a different view on tinnitus.

Jastreboff PJ, Jastreboff MM.

Otolaryngol Clin North Am. 2003 Apr;36(2):321~36.

Tinnitus retraining therapy for patients with tinnitus and decreased sound tolerance.

Jastreboff PJ, Jastreboff MM.

Tinnitus Retraining Therapy(TRT) as a method for treatment of tinnitus and hyperacusis patients.

Jastreboff PJ, Jastreboff MM.

Acta Otolaryngol Suppl. 2006 Dec;(556):64~9.

Clinical trial to compare tinnitus masking and tinnitus retraining therapy.

Henry JA, Schechter MA, Zaugg TL, Griest S, Jastreboff PJ, Vernon JA, Kaelin C, Meikle MB, Lyons KS, Stewart BJ.

Otolaryngol Head Neck Surg. 2005 Nov;133(5):774~9.

Long-term clinical trial of tinnitus retraining therapy.

Herraiz C, Hernandez FJ, Plaza G, de los Santos G.

제8장

이명의 예방

* * *

이명 환자들에게 평상시의 생활습관 관리는 매우 중요하다. 이명도 알레르기나 당뇨처럼 평생 관리해야 할 질환이라고 생각하고 상태가 나빠지지 않도록 늘 조심하는 것이 좋다. 아무리 치료가 잘 되었다 하더라도 스트레스를 많이 받는다거나 먹는 음식 등에 신경을 쓰지 않으면 언제라도 재발할 수 있기 때문에 평상시 꾸준한 관리가 필요하다. 특히 아래의 이명을 악화시키는 생활 속 요인을 피하도록 권한다.

이명을 악화시키는 생활 속 요인(오레곤의과대학의 이명 환자 대상 설문조사 결과)

· 스트레스나 피로 53%

· 소음 52%

· 감기, 축농증, 알레르기 23%

· 이갈기 16%

· 두경부 외상 12%

· 아스피린 11%

· 고도 변화 11%

· 술 10%

· 카페인 9%

· 몸의 자세 변경 9%

· 기침, 콧물 5%

· 타이레놀 4%

· 담배 3%

· 마약 2%

대부분의 이명은 만성 스트레스가 있는 상태에서 큰 소음을 듣거나 과로 및 약물남용을 하는 데서 기인하며, 턱관절과 두개골, 뒷목에 무리가 가해질 때 심해지는 경향이 있다. 또한 신경이 날카롭거나, 감정이 불안정하고 늘 화가 나거나, 기분이 우울한 사람일수록 이명은 심해질 수 있다.

이명이 생기면 불안하고 짜증이 나기 시작하면서 잠을 편안하게 못 자고 숙면이 안되거나 불면증이 생기는 경우가 늘어난다. 그러면 만성 피로증후군에 시달리게 되고 이것이 우울증을 일으키기도 하는데, 결국에는 이명 소리가 더욱 크게 들리는 악순환을 초래하게 된다.

뇌 안의 청신경종양이나 중추신경계 질환으로 인해서 이명이 오는 것이 아니라면 대부분 환자의 마음과 육체의 건강 상태에 따라 빨리 좋아질 수도 있다.

220

1. 이명의 예방을 위한 일상적 자가요법

(가) 수면 패턴을 편안하게

불면증일수록 이명은 커지기 때문에 잠을 잘 자야 이명 소리도 안정된다. 잠잘 때 편안한 음악을 틀고 자는 것이 좋으며, 자연의 소리, 폭포소리, 바람소리, 파도소리 등이 좋고 클래식이나 뉴에이지처럼 편안한 음악이 특히 도움이 된다. 일반적으로 운동은 도움이 되지만 저녁에 하는 운동과 뜨거운 물 샤워는 차분히 가라앉혀야 할 신경을 흥분시켜서 오히려 잠들기 어렵게 한다. 스스로 잠들기 어렵다면 편안히 잠자게 해주는 영양제를 복용하는 것도 방법이 된다.

수면에 도움이 되는 약과 영양제를 보면 다음과 같다.

· 비타민 B6(pyridoxal-5-phosphate): 마음을 진정시키고 편안히 잠을 오게 하는 아미노산인 가바 물질을 풍부히 만들게 도와주는 역할을 한다.

· 발레리안(valerian root), 패션플라워(passion flower), 레몬밤(lemon balm), 카모밀(chamomile), 버글위드(bugleweed), 휘버휴(feverfew), 세이지(sage), 카우파슬리

(cow parsley): 편안한 수면과 진정작용을 가져오는 유럽 허브들이다.

- 가바(gamma amino butyric acid, GABA): 뇌신경전달물질 중 하나인데, 이명이나 불면 환자는 대부분 가바 부족인 경우가 많다. 이 가바를 만들어주는 처방약은 자낙스로서 이명과 불면증에 도움을 준다. 하지만 자낙스를 장기 복용하면 오히려 이명이 생기고 커지기도 한다.

- 티아닌(L-theanine): 녹차 속에도 많이 들어 있는 티아닌은 스트레스와 수면을 편안하게 해주는 작용을 한다.

- 트립토판(5-hydroxytryptophan): 마음을 진정시키고 잠을 잘 오게 하는 아미노산이다.

- 멜라토닌(melatonin): 뇌 안의 솔방울샘에서 나오는 수면호르몬으로서 나이가 들수록, 스트레스를 받을수록 부족해진다. 특히 밤늦게까지 잠을 안 자는 사람일수록 멜라토닌은 부족하게 된다.

- 엠비엔, 알프라졸람: 극단적으로 수면이 안 될 때 처방하는 수면 유도 약물이다.

(나) 불안증과 우울증 줄이기

불안하면 불면증과 우울증이 심해지고 기억력과 사회성이 떨어지기 때문에 이명이 심해진다. 반대로 이명 환자들은 결국엔 우울증이 오는 악순환이 생기게 된다. 이러한 심리적 문제는 빨리 해결해야 하며, 근본적인 해결을 위해서는 심각한 문제를 일으키기 전에 전문병원에서 뉴로피드백과 최면요법, 인지행동치료와 함께 한방치료 및 신경교정치료를 받는 것이 좋다.

이와 함께 평상시 불안한 마음을 줄이려는 노력이 중요하다. 가능한 마음을 터놓을 수 있는 사람과 자신의 상태나 일상에 대해 대화를 많이 나누도록 하고 많이 움직이는 것이 좋다. 수영, 등산, 헬스 같은 운동이나 요가, 국선도 같은 명상도 불안과 우울에 도움이 된다.

(다) 음악 듣기

대부분의 이명 환자는 조용한 환경에서 이명을 더욱 크게 인지하여 불편을 느끼기 때문에 자연의 소리와 음악소리를 적절히 배합해서 듣는 것이 좋다. 휴대용 플레이어를 가지고 다니면서 골진동 이어폰을 통해 듣거나, 자거나 누워서 쉴 때는 사운드베개를 이용하면 좋다.

이왕이면 자신의 이명 소리와 같은 주파수대의 음악을 들어주는 것이 효과적인 치료가 될 수 있다. 반대로 큰소리나 갑작스런 소음은 이명의 원인이 되는 바깥털세포의 파괴를 가져올 수 있기 때문에 피해야 한다.

(라) 이명에 좋은 영양 섭취

이명과 어지럼증에는 아연과 마그네슘, 비타민 B 복합체, 코엔자임큐10을 포함한 강력한 항산화제가 필요하다. 과도한 스트레스는 부신기능을 떨어뜨리므로 부신을 보호해주는 내추럴 영양제가 필요하고 오메가 3 같은 영양제도 도움이 된다.

술을 많이 자주 마실수록 이명은 심해질 수 있다. 음식은 짜거나 맵지 않게 먹는 것이 바람직하고 탄수화물이 많거나 튀긴 음식 등은 몸에 해롭다. 옥수수, 감자, 고구마, 가지, 콩, 두유, 두부, 우유, 설탕류, 과자류, 초콜릿류, 술, 담배, 커피, 보리, 오트밀은 이명에 좋지 않은 영향을 미치기 때문에 가급적 피해야 한다.

2. 이렇게 먹으면 지금보다 백배 이명이 줄어든다

(1) 언제 먹을 것인가?

아침식사는 늦어도 10시 이전에 해야 한다. 밤새 소진된 글리코겐과 당분 그리고 부신기능을 회복시켜 주기 위해서 가볍게라도 먹어야 한다. 아침을 절대로 굶어서는 안 되는 이유기도 하다.

아침 6시에서 8시 사이에 부신에서 나오는 코티졸이 하루 중에 피크를 이루는데, 너무 심하게 코티졸이 많이 나오게 되면 식욕이 떨어진다. 반대로 부신기능이 너무 떨어져서 코티졸이 부족하고 간의 피로 회복능력이 약할 때도 식욕은 없다. 간의 해독능력과 부신기능이 약한 사람은 아침식사를 거르기 일쑤다. 하지만 여전히 아침식사를 통해서 부신기능을 회복시키고 컨디션을 정상으로 찾아야 함은 자명하다.

점심식사는 가능하면 12시에 하는 것이 좋다. 점심과 저녁 사이 시간인 오후 3시에서 4시 사이엔 저혈당이 잘 오는 시간이므로 반드시 가벼운 견과류와 과일을 먹어줘야 부신기능저하증과 저혈당증을 예방할 수 있다.

저녁식사는 6시에 하는 것이 좋다. 잠자기 1시간 이전에 가벼운 견과류나 과일, 삶은 달걀을 먹어주면 숙면에도 좋고 중간에 잠에서 깨지 않는다. 어지럼증과 이명, 두통이 있는 사람들은 숙면이 어렵다. 수면부족으로 더욱 문제가 심각해지는데, 낮에는 반드시 1시간 동안 햇볕을 쬐고 밤엔 잠자기 1시간 전에 가벼운 음식을 섭취해야 한다.

다시 정리하면 하루 5끼 식사를 해야 한다. 아침은 반드시 먹고, 점심과 저녁 사이에 가벼운 다과를 하고, 잠자기 1시간 전에도 견과류와 과일, 달걀 등을 가볍게 먹는 것이 건강에 도움을 주면서 부신기능의 회복에도 필수적이다.

(2) 무엇을 먹을 것인가?

부신기능이 저하된 사람들은 나트륨(소금) 부족이 원인일 때가 있다. 현대인들은 분명 지나치게 짠 음식으로 문제가 많이 오지만, 저혈압에 어지럼증이 있으면서 부신기능이 약한 사람인 경우에 나트륨이 들어 있는 바다소금이 조금 더 필요할 수도 있다.

부신기능이 저하된 사람들은 특히 아침에 일어나기가 힘들다. 오전에 부신의 코티졸이 충분히 나와 주지 않는 경우인데, 이때 과일을 많이 먹게 되면 과일 속의 과당과 칼륨이 부신기능저하증을 더욱 악화시키게 된다. 부신이 약해서 아침 컨디션이 안 좋은 사람들은 아침에 과일을 먹어서는 안 된다.

부신기능이 약한 사람들은 대부분 위장의 기능이 약하다. 위산이 충분하지 않기 때문에 음식물 중에서 특히 단백질을 분해·흡수하지 못한다. 따라서 밀가루나 탄수화물을 더욱 먹게 되는데, 이는 악순환의 연속일 뿐이다. 이런 경우에 위산과 소화효소제를 반드시 먹어줘야 한다. 3개월 복용하면 대부분 해결이 된다.

단백질은 소고기와 닭가슴살, 달걀, 치즈, 집에서 만든 요거트만을 권한다. 소우유와 두유는 영양적 불균형과 알레르기인자(단백질), 당 성분 과다로 인해서 부신의 기능을 더욱 악화시킬 수 있다. 태음인인 경우에 소고기와 우유, 콩 음식이 맞지만 필자는 응용근신경학 근육반응검사를 통해 확인한 후 문제가 없는 환자에게만 권하고 있다.

탄수화물은 사실 밀가루가 대부분인데, 절대 권하지 않는다. 다만 현미와 통밀, 메밀, 수수, 흑미, 찹쌀, 맵쌀, 율무만을 권한다. 태음인은 통밀, 태양인은 현미와 맵쌀, 소음인은 찹쌀, 소양인은 현미를 권한다. 소양인은 보리가 맞는 음식이지만 보리 속의 글루텐 단백질이 알레르기 반응을 일으키고 부신기능을 약화시킬 가능성이 있기 때문에 필자는 응용근신경학 근육반응검사를 통해 소양인에게 맞을 때만 일시적으로 권하고 있다.

감자와 고구마는 전분이 많고 결국엔 설탕으로 바뀌기 때문에 되도록 먹지 않는 것이 좋다. 일시적으로 기분을 상승시키고 에너지를 생기게 하는 감자와 고구마는 몇 시간 지나면 저혈당증에 빠뜨리기도 하고 알레르기를 유발하기도 한다. 고구마는 감자보다 당지수가 조금 낮고 알레르기 반응을 별로 일으키지 않기 때문에 조금씩은 먹어도 괜찮다. 정말 먹을 것이 없다고 하는 환자들에게는 근육반응검사를 통해서 확인하고 조금씩 드시라고 하는 정도다.

밀가루 음식 중에 꼭 먹을 만한 것을 고르라고 한다면 그나마 파스타와 스파게티다. 다른 밀가루에 비해서 혈당을 올리는 속도가 3배 정도 느리기 때문이다.

야채나 채소는 무조건 좋은데, 가급적 색깔을 다양하게 먹는 것이 좋다. 비타민과 미네랄을 함유하며 강력한 항산화제 성분이 많이 들어 있기 때문이다. 바다에서 나는 해초류 또한 상당히 좋다. 다시마, 파래, 청각, 톳, 우뭇가사리, 김 등은 부신기능을 돕는 데 절대적이다.

과일은 아침 10~11시와 오후 3~4시 사이에 먹는 것이 제일 좋고 밤에 잠자기 1시간 전에도 괜찮지만 하루에 한 번 오후 3~4시 사이가 최선이다. 혈당을 급격히 높이는 바나나와 파인애플, 포도, 감, 자몽, 수박은 가급적 먹지 않고 키위나 사과, 귤, 자두, 참외, 체리, 망고, 파파야 등은 먹어도 좋다. 하지만 어느 과일이든 모두 과당 성분이 풍부하기 때문에 자주 먹게 되면 혈당이 오르고 부신기능은 약해지기 쉽다.

야채와 채소는 언제든지 먹어도 좋지만 아침시간 부신기능이 떨어진 사람에겐 금기이고 오후나 저녁에 먹기를 권한다.

지방 음식은 콜레스테롤을 함유하고 있다. 콜레스테롤은 부신피질에서 부신의 재료가 되는 코티졸이나 알도스테론, DHEA를 만들어주기 때문에 반드시 필요한 음식이다. 다만 고기를 너무 튀기거나 태우면 곤란하며, 심혈관 질환이나 뇌졸중 등의 가족력이나 기왕력이 있는 경우는 영양학 전문의와 상의하면서 지방 음식을 섭취해야 한다. 하지만 생선과 같은 불포화지방산은 쓸개의 기능이 약한 사람이 아니라면 충분히 먹어도 된다.

견과류는 땅콩을 제외하면 참깨나 호박씨, 해바라기씨, 아마씨, 캐쉬넛, 아몬드, 브라질넛, 피칸, 호두, 밤 모두 괜찮다. 음식물 요리는 가급적 올리브기름이나 버터를 쓰는 것이 좋다. 튀김보다는 찜이나 끓이는 것이 몸에 덜 해롭다.

(3) 이명에 먹지 말아야 음식

(가) 설탕과 밀가루는 왜 먹지 말아야 하나?

빵, 국수, 만두, 떡볶이, 칼국수, 냉면, 짜장면, 짬뽕, 라면, 햄버거, 도넛, 베이글, 피자, 샌드위치, 쿠키, 크래커, 캔디, 음료수 모두 설탕과 밀가루인데, 대부분 스트레스가 많아서 부신의 기능이 떨어진 사람들이 자신도 모르게 손이 가는 음식들이다.

오랜 스트레스로 인해서 부신의 기능이 떨어지면 혈당조절 능력이 약해지기 때문에 혈중 당 농도 또한 하루에도 몇 번씩 떨어지기 십상이다. 즉 저혈당 증상이 오기 쉽다. 이런 경우 쉽게 피곤하고 어지러우며 기분 또한 우울하면서 불안하기도 하다. 저혈당이 심한 경우 식은땀이 나고 어지러우며 팔다리에 힘이 빠지면서 몸이 떨리는 증상이 나타난다.

이런 증상은 아주 미약할 수도 있고 심한 경우도 있다. 심하면 뇌졸중이나 협심증을 걱정하기 때문에 응급실로 가는 경우를 흔히 보는데, 병원에 가면 뇌MRI와 혈액검사를 받은 후 별 문제없이 링거주사를 맞고 몇 시간 안정을 취하면 퇴원하게 된다. 몇 번 겪은 사람들은 심각한 병은 아님을 알고 응급실로 가지는 않지만 근본적 해결책을 알지 못한다.

설탕과 밀가루를 먹으면 혈중 당 농도를 빠르게 높여주기 때문에 저혈당증을 일단 해결하지만, 문제는 너무 심하게 혈당이 순간적으로 오르기 때문에 췌장의 인슐린 또한 급격하게 분비된다는 것이다. 이렇게 심한 혈중 인슐린은 혈중 당을 다시 급격히 떨어뜨리므로 저혈당이 오면서 다시 설탕류와 밀가루 음식을 당기게 만든다.

그런데 이런 중독성이 강한 설탕과 밀가루는 체내 비타민과 미네랄을 고갈시키기 때문에 또 다른 문제를 일으키게 된다. 부신기능에 필수적인 성분인 비타민과 미네랄 중 비타민 B군과 아연, 셀레늄의 결핍은 부신기능을 더욱 약화시키므로 저혈당 또한 악화되면서 밀가루와 설탕을 더 먹게 만드는 악순환을 야기한다.

많은 노동시간과 스트레스, 가정 내 불협화음, 다혈질의 급한 성격, 상대방에 대한 배려와 편안하고 이완된 여유 있는 마음의 부족, 어릴 때부터 예절 및 정서 교육을 받지 못한 채 갖게 되는 과도한 경쟁심과 승부욕, 상대방을 무시하는 과잉심리, 안티가 난무하는 심리, 최고가 되어야 하는 강박증, 돈을 절대적 행복의 이상형으로 여기면서 보이는 고급스런 소비심리, 미용성형의 외모지상주의…

이 모두는 한국에 사는 모든 이들에게 스트레스라는 부메랑으로 돌아오기 때문에 결국 부신기능의 고갈과 저혈당증을 지속적으로 유발하며 밀가루와 설탕을 무한정 당길 수밖에 없게 한다. 그래서 아침에 컨디션 난조로 알람시계가 무색하게 피곤한 채 일어나서 아침식사를 먹는 둥 마는 둥 오전 10시쯤 가정에서 혹은 출근해서 모닝커피 한잔과 도넛, 빵, 라면, 음료수 등의 식사를 하기 일쑤다.

혈당이 일시적으로 올랐지만 1~2시간 후면 다시 혈당이 급격히 내려가서 스트레스 호르몬인 코티졸이 급격히 상승하면서 몸속의 지방과 단백질을 분해하여 다시 혈당을 만들어내려고 한다. 그런데 부신기능이 이미 고갈되어 있다면 코티졸이 부족하기 때문에 혈당을 못 만들어내면서 저혈당증 직전까지 가는데, 이때가 낮 12시 전후가 된다. 다행히도 이 시간에 점심식사를 하면 위기는 모면하게 되지만 1~2시를 넘어서 점심을 먹거나 아니면 다이어트를 한다고 점심을 굶게 되면 심한 저혈당증으로 어지럽고 두통, 만성피로가 반복된다.

만일 점심을 가볍게 커피와 빵, 음료수, 디저트 등으로 먹게 되면 역시 혈당이 순간적으로 치솟으면서 오후 2시쯤이 되면 부신기능의 저하로 꾸벅꾸벅 졸음이 오면서 식곤증에 시달린다. 밀가루 음식을 자주 먹는 경우에 위산과 췌장 및 장에서 나오는 소화효소들이 제 역할을 못하기 때문에 음식이 잘 흡수되지 않아 속이 더부룩하게 가스가 잘 차면서 식곤증은 더욱 심하게 된다.

오후 3시에서 4시에 부신의 기능이 원래 제일 떨어지게 되는데, 밀가루와 설탕을 즐겨 먹는 사람들은 이 시간에 가장 컨디션이 떨어지고 저혈당증이 올 가능성이 아주 높다. 이때 어지럽고 몸이 떨리며 힘이 없다고 하소연하기 일쑤다. 오후 2~3시에도 다시 커피를 습관적으로 마시는 사람들이 이 경우에 해당된다.

하루에 커피 몇 잔과 밀가루 음식, 설탕류, 디저트 등에 찌든 사람들은 저녁이 되면 녹초가 되기 십상이고 밤이 오면 술 생각이 나는 것은 당연하다. 술과 담배, 커피, 밀가루 음식, 음료수, 설탕류 간식과 음식 등은 부신기능 고갈과 저혈당 등 많은 문제를 일으키면서 어지럼증과 이명, 두통, 만성피로 등을 언젠가 야기한다.

(나) 그럼 초콜릿은 어떨까?

이명이 심한 여성들은 대부분 생리전증후군(PMS)이 많고 특히 생리가 시작되기 5일 전부터 더욱 이명이 심해진다. 필자의 치료를 받고서 이명이 호전되다가도 갑자기 더욱 이명이 심하다고 하소연하는 여성 환자들이 많다. 이러한 환자들은 치료가 잘못된 것이 아닌지, 아니면 이명이 더욱 심해진 건지, 혹은 또 다른 심각한 문제가 있는 것은 아닌지 하면서 심각하게 고민하는 경우를 흔히 보는데, 사실은 생리전증후군 때문이다.

생리가 시작되기 전 여성호르몬인 난포호르몬과 황체호르몬은 전반적으로 떨어지게 되는데, 특히 황체호르몬이 더욱 급격하게 저하되는 경우에 두통과 어지럼증, 호흡곤란, 우울증, 불안증 등이 심해지는 생리전증후군이 오게 된다. 그런데 황체호르몬은 마그네슘이 부족할 때 결핍되기 쉽다. 초콜릿 속에는 마그네슘이 많기 때문에 황체호르몬 부족으로 인해 생리전증후군이 오는 여성이라면 자기도 모르게 초콜릿을 좋아할지도 모르겠다.

필자는 생리전증후군이 있는 여성에게는 마그네슘을 하루 2000mg 생리 시작 5일 전부터 복용케 한다. 생리 시작 15일 전부터 5일 전까지는 1000mg을 복용하는 것이 좋다. 마그네슘은 생리 전에 분비되는 프로스타글란딘이란 통증물질을 억제하면서 자궁내 근육의 수축을 이완시킨다. 혈중 당 농도를 유지하고 세포 내 에너지를 도우면서 신진대사와 혈액순환을 돕는다. 신진대사와 혈액순환 장애가 오는 생리전증후군에 가장 맞는 영양소가 바로 마그네슘이다.

초콜릿은 마그네슘이 있다는 점은 좋지만 카페인과 같은 물질인 테오브로민(theobromine) 성분이 부신을 불필요하게 자극하기 때문에 결국엔 부신기능을 고갈시킨다. 부신기능저하증은 여성호르몬의 불균형을 초래한다. 즉 난포호르몬은 많고 황체호르몬은 부족한 '과다난포호르몬증'을 유발하여 또 다른 생리전증후군을 일으킨다. 따라서 지속적인 초콜릿 남용은 마그네슘이 있음에도 불구하고 결국엔 해롭고 이명을 더욱 악화시킨다.

(다) 튀긴 음식은 담배보다 해롭다?

식물성 지방산에 수소화 반응을 시켜 만드는 경화유는 산패가 덜 일어나서 보관을 오랫동안 하는 장점 때문에 식품회사들이 제조하기 시작했다. 쇼트닝이나 마가린이 대표적이다. 이런 음식을 먹게 되면 좋은 영양소가 세포막으로 흡수되는 것을 방해하기 때문에 영양결핍이 생긴다.

튀긴 음식은 모두 경화유로 만들어지고 활성산소가 발생하기 때문에 인체 내 세포들을 파괴한다. 뇌세포 또한 파괴되기 시작한다. 튀긴 감자, 튀긴 고구마 등은 모두 오래된 기름과 높은 온도로 튀기는 데다 감자, 고구마라는 탄수화물 등은 뇌세포에 많은 문제를 일으킨다. 이명이 있는 환자들이 튀긴 음식을 먹게 되면 더욱 이명이 커질 수밖에 없는 이유기도 하다.

(라) 과일주스와 야채주스

만성 스트레스로 부신기능저하와 저혈당이 있는 사람이 과일주스를 마시게 되면 일시적으론 컨디션이 좋아지지만 1시간 30분 내로 몸이 확 나빠진다. 과일 속 과당 또한 설탕이기 때문에 일시적으로 혈당이 오르지만 시간이 지나면 롤러코스터처럼 다시 혈당이 내리면서 부신기능이 약해지기 때문이다.

야채주스는 과일보다는 덜 달고 항산화제 등의 좋은 영양소가 풍부하기 때문에 권장하는데, 특히 당근과 셀러리, 비트, 파슬리 등이 갈아 마시기 좋다.

하지만 야채주스를 너무 마시면 칼륨이 지나치게 넘치면서 반대로 나트륨 부족현상이 생길 수 있다. 나트륨은 너무 많아도 문제지만 너무 부족하면 부신기능이 더욱 고갈되고 회복되기가 쉽지 않기 때문에 칼륨이 많은 야채를 너무 먹는 것은 경계하자.

(마) 스트레스와 과일

과일은 대부분의 사람들이 좋다 라고만 느끼지만 사실 스트레스가 많은 사람들에겐 가장 조심해야 할 음식이다. 과일 속 과당은 혈당을 순간적으로 올리기 때문에 인슐린 분비를 급속히 촉진하면서 다시 저혈당에 빠지게 한다.

스트레스 없이 웰빙 라이프를 사는 건강한 부신을 갖고 있는 사람들은 저혈당이 오면 부신이 바로 작동하면서 근육과 간 속의 지방과 단백질, 글리코겐을 분해해서 혈중 당 농도를 맞추기 때문에 문제가 없다.

그러나 오랜 기간 동안 부신기능이 저하된 사람들은 부신이 이런 정상적인 역할을 못하기 때문에 저혈당에 깊게 빠지면서 어지럽고, 이명이 커지며, 가슴이 뛰고, 머리가 아프며, 속이 좋지 않다. 이것을 극복하기 위해서 또 다시 과일이나 과자류, 케이크, 커피를 먹는다면 더욱 악화일로에 빠지고야 만다. 그래서 아침에 과일을 먹으면 특히 위험하고 부신이 나빠지면서 저혈당에 빠질 수 있다는 것이다.

아침에 적절히 운동을 하고 난 후라면 그래도 괜찮지만, 고혈압이나 심혈관 질환이 있는 분들에게 오전 운동은 스트레스 호르몬을 많이 분비시켜 혈압을 올리고 혈관을 긴장시키기 때문에 안 좋다. 특히 가을과 겨울철의 추운 날씨엔 더더욱 오전 운동을 조심해야 한다.

야채와 과일은 어떻게 먹을 것인가? 가장 영양소가 뛰어나면서 몸에 알레르기를 일으키지 않고 과당 성분이 별로 없어서 추천하는 몸에 좋은 야채 13가지다.

셀러리, 오이, 양파, 양상추, 배추, 파슬리, 아스파라거스, 아보카도, 비트, 브로콜리, 콜리플라워, 시금치, 토마토

야채 속 좋은 성분을 충분히 먹을 수 있는 방법은 녹즙뿐이며, 이는 항산화 작용을 극대화하는 좋은 방법이지만 맛이 쓰기 때문에 레몬이나 라임을 타거나 코코넛이나 코코넛오일을 살짝 넣어주면 좋다. 오메가 3 오일을 넣어주는 것도 몸에 더욱 좋다. 아침식사 대용이라면 반드시 삶은 계란 두 개를 먹는 것이 좋다. 저혈당증이 올 수 있기 때문이다. 녹즙으로 갈아 야채를 먹으면 풍부한 영양소를 쉽게 몸에서 흡수할 수 있고, 충분한 항산화 효과를 볼 수도 있으며, 다양하고 많은 야채를 먹을 수 있는 장점이 있다.

미국 환경단체에서 검사한 43가지 다양한 과일과 야채 중 가장 농약에 오염된 12가지가 '농약함유 청과물에 관한 소비자안내' 책자에 다음과 같이 나와 있다.

복숭아, 사과, 피망, 셀러리, 넥타린, 체리, 배추, 수입포도, 배, 시금치, 감자

가장 농약이 적은 청과물은 다음과 같다.

브로콜리, 가지, 양상추, 바나나, 키위, 아스파라거스, 콩, 망고, 파인애플, 옥수수, 아보카도, 양파

농약이 많이 함유된 청과물을 먹으면 우리는 어떻게 될까? 말초신경장애, 내분비대사질환, 면역저하, 불임, 유산, 파킨슨병 등의 가능성이 높다. 친환경 유기농 청과물이 더욱 절실한 이유기도 하다.

(바) 과일 속 당분인 과당은 설탕보다 더 나쁘다?

과일을 많이 먹으면 과당이 모두 간으로 가서 해독이 되고 대사가 돼야 하는 반면 포도당은 간에서의 부담이 오직 20%밖에 안 된다. 포도당은 간뿐만 아니라 다른 모든 기관의 세포에서 대사가 되어 소비되는 것이다.

과당은 중성지방과 나쁜콜레스테롤로 가는 속도가 아주 빨라서 아랫배와 허벅지에 살이 찌게 한다. 과일 속 과당은 요산을 많이 나오게 해서 산화질소(nitric oxide)는 억제하고 안지오텐신은 높이기 때문에 혈관 속 평활근을 긴장시켜 혈압을 올린다. 오랫동안 과일을 많이 먹으면 신장 기능 또한 악화된다. 요산이 증가하면 염증이 오게 된다. 오래된 염증세포는 심혈관에 영향을 미쳐 협심증이나 중풍 등이 오게 된다. 종양 또한 생기기 십상이다.

과일 속 당분은 살을 찌게 한다. 과당은 포도당에 비해 인슐린 분비를 충분히 못 시키면서 배고픔을 느끼게 하는 그렐린이란 호르몬을 억제하지 못하고 포만 호르몬인 렙틴을 자극시켜 주지 못한다. 결국 더욱 많이 먹게 하고 인슐린저항증이란 대사증후군을 유발케 하는 것이다. 과당은 특히 아랫배가 튀어나오게 하고 좋은콜레스테롤은 억제하면서 나쁜콜레스테롤을 많이 만들며, 중성지방이 높고 혈당이 오르며 고혈압이 오게 되는 대사증후군을 만들고야 만다.

과당의 대사는 마치 술을 마신 후의 대사와 비슷한데, 알코올 지방간처럼 비알코올 지방간을 만들기 때문이다. 술처럼 취하지는 않지만 멀쩡하면서도 술 이상 유해한 것이 과일이다. 아주 소량의 과일이라면 괜찮지만.

과당은 하루 25g 이상을 먹어서는 안 된다. 옥수수 시럽 과당은 대부분 패스트푸드에 첨가되는 당분인데, 인체에는 가장 최악의 음식이면서 비만의 주범이기도 하다.

과일 속엔 과당이 많지만 그래도 항산화제가 풍부해서 어느 정도는 과당의 해악을 억제해준다. 과일을 갈아서 마시는 녹즙인 경우엔 항산화 성분이 파괴되기 때문에 고스란히 과당만이 넘치면서 문제를 일으키게 된다. 하루 25g 이하의 과당만 먹을 것을 권장한다.

바나나 중간 것 1개 7.1g

복숭아 중간 것 1개 5.9g

오렌지 중간 것 1개 6.1g

감 중간 것 1개 10.6g

블루베리 1컵 7.4g

사과 중간 것 1개 9.5g

수박 중간 것 1/16개 11g

배 중간 것 1개 12g

건포도 1/4컵 12g

포도 1컵 12.4g

망고 중간 것 1/2개 16.2g

크랜베리 1컵 0.7g

레몬 중간 사이즈 1개 0.6g

라임 0g

키위 중간 것 1개 3.4g

딸기 1컵 3.8g

체리 10개 3.8g

파인애플 1슬라이스 4g

자몽 중간 것 1/2개 4.3g

모든 술은 요산을 증가시키지만 그 중 맥주는 퓨린 계열인 구아노신이 많아서 요산을 더욱 쉽게 만들어내 문제를 많이 일으키기 때문에 피하는 것이 좋다. 와인 또한 과당이 풍부하기 때문에 피해야 하는 술이다.

(사) 우유와 두유: 두유 LOVE 우유?

소우유 속의 단백질은 카제인으로 소화가 잘 안 되는 단점이 너무 크다. 분해되지 않는 카제인은 뇌로 올라가서 신경계를 교란시키면서 흥분시킨다. 소우유 속의 락토스 당은 혈당을 올린다. 부신기능이 약한 사람들은 분해되지 않는 카제인 단백질과 유당으로 인해 알레르기를 일으키면서 더욱 부신기능이 저하될 가능성이 높다. 게다가 칼슘이 지나치게 많아서 신경을 더욱 흥분시키기도 한다.

산양유는 소우유보다는 알레르기를 일으킬 가능성이 적다. 카제인 단백질 또한 그다지 악영향을 미치지 못한다. 유청단백질이 풍부해서 인체에 덜 해롭다. 꼭 우유를 먹을 바에는 산양유를 권한다. 산양유도 물론 지나치게 마시면 결국엔 문제를 일으킨다는 점을 참조하자.

필자는 콩과 두유를 내원하는 환자들에게 권하지 않는다. 콩은 좋은 성분이 분명 있어서 갱년기에 약간의 도움을 주기도 하고 단백질을 보충하여 주기도 하지만 피틴산이 들어 있어서 음식물 속의 미네랄 성분이 장에서 흡수되는 것을 방해한다. 또한 위의 소화효소를 억제하는 역작용이 있어서 콩 속의 단백질이 흡수되는 것을 방해한다. 갑상선종을 일으키는 성분 또한 콩 속에 있다. 스트레스를 많이 받고 탄수화물을 많이 먹는 여성이 콩을 즐겨 먹는다면 언젠가 갑상선에 문제가 올 가능성이 상당히 높다.

두유는 이러한 콩에다 첨가제를 잔뜩 넣어서 마시기 좋게 만든 해로운 음료수일 뿐이다. 콩은 또한 대부분의 아이들이나 건강문제가 있는 성인들에게 알레르기를 일으킨다. 어지럼증이나 이명, 두통 환자들에게 필자가 권할 수 없는 음식들이다.

(아) 우유 속 칼슘은 어떨까?

사실 우유 속 칼슘 200~300mg은 체내 흡수율이 높지 않다. 채소 속의 칼슘은 생각보다 많은데, 가령 녹색 채소인 브로콜리 2컵 속엔 200mg이나 칼슘이 있다. 녹색 채소를 적절히 먹어도 하루 필요한 칼슘은 충분히 섭취하는 셈이다.

아이들의 성장을 위해서 그리고 골다공증을 예방하기 위해서 칼슘이 풍부한 우유를 매일 마셔야 한다고 하는데, 사실은 아니다. 성장을 위해서 오직 칼슘만 필요한 것도 아니고 골다공증의 예방을 위해서 칼슘만이 해결사 노릇을 하는 것도 아닐 뿐더러, 우유를 마신다고 칼슘이 뼈 속으로 바로 100% 흡수되는 것도 아니다.

뼈가 튼튼하려면 호르몬 대사와 함께 칼슘을 비롯한 마그네슘, 칼륨, 아연, 구리, 보론, 인 등등의 미네랄 분포가 충분해야 하고 부신과 신장의 기능이 원활해야 한다. 그런데 단백질과 포화지방이 많은 우유는 오히려 장 속의 미네랄 성분을 소변 밖으로 내보내는 경향이 있어서 칼슘 부족을 초래할 수도 있다.

(자) 카페인 음료는 어떨까?

커피를 많이 마시면 뇌혈관을 수축시켜서 뇌로 가는 혈류량을 감소시킨다. 일시적으로 부신기능을 높여주기 때문에 힘이 솟고 컨디션이 좋지만 시간이 지나면 오히려 체력이 저하되고 피로를 쉽게 느낀다. 또 다시 커피 한잔을 들이켜야 한다.

카페인은 부신의 아드레날린 분비를 촉진해서 인체를 과도하게 흥분케 하는데, 심장박동이 빨라지고, 눈동자가 커지고, 소변도 자주 보면서 혈압은 오른다. 아울러 근육을 긴장시키고 혈중 당 농도를 높인다.

또한 카페인은 도파민 분비를 촉진하기 때문에 자신감을 갖게 하고 집중을 시켜 주는 좋은 점이 일시적으론 생긴다. 하지만 아데노신 수용체를 차단하여 각성상태를 유발하기 때문에 심신을 긴장시킨다. 편안하게 쉬어야 할 때 오히려 쉬지 못하게 하고 잠을 자야 할 때 불면증을 유발한다. 카페인은 자율신경 중에서 교감신경을 흥분시키므로 심장이 뛰고 입이 마르며 숨이 차기도 하면서 밤에 숙면을 취하지 못한다.

커피나 블랙 티, 초콜릿 속엔 모두 카페인이 들어 있을 뿐만 아니라 또 다른 성분인 테오브로민이 부신기능을 억제한다. 따라서 디카페인 커피 또한 부신을 억누르게 된다.

생두를 볶아서 만드는 원두커피는 그 과정에서 볶고 지지고 가루로 만들게 되는데, 이러한 과정에서 커피 속의 기름이 상하면서 몸속에 들어오면 세포막을 파괴하게 된다. 활성산소를 유발하는 작용도 강해서 세포 내에서 지나친 산화를 촉진하기 때문에 노화를 불러일으키기도 한다.

커피가 몸에 해로운 줄 알면서 우리 현대인은 커피를 너무 즐기고 뗄래야 뗄 수가 없을 정도로 인이 박혔다. 그래도 커피를 마셔야 한다면 다음을 명심하면서 커피를 즐기기 바란다.

커피는 몸에 해롭고, 부신기능을 떨어뜨려 더욱 피로하게 만들며, 세포를 쉽게 손상시켜 뇌 기능이 떨어지고, 쉽게 우울하고 불안하게도 만든다. 커피 말고 다른 더 좋은 방법들도 있음을 명심하자.

커피는 빈속에 마시지 말고 반드시 식사와 함께 음미하기 바란다. 다방 커피나 자판기 커피는 절대 마시지 않는다. 가장 신선한 유기농 커피를 마시는 것이 그나마 좋다. 진하지 않게 커피를 마시고 산양유로 만든 카페라테를 마실 수 있다면 가장 좋다. 왜냐하면 카페인의 흡수력을 상쇄시켜 주기 때문이다. 뇌파 중 알파파의 이완되고 편안한 에너지를 억제하는 저녁 커피 한잔은 반드시 삼간다. 평소에 마그네슘과 비타민 C, 항산화제를 열심히 복용해야만 간에서 카페인 해독과정을 도와줄 수 있다.

커피 한잔을 다 마실 생각을 하지 말고 조금씩만 마시고 남은 커피는 내버려둔다. 과거엔 커피 한두 잔은 심혈관 질환이나 고혈압 등에 문제를 일으키지 않는다고 했다. 하지만 최근 논문을 보면 나이가 들거나 건강상태가 안 좋은 사람이 커피를 마시면 심혈관에 악영향을 미치고 건강하고 젊은 사람이 커피를 마시면 상관없다고 한다. 따라서 부신기능이 저하되고 늘 피로한 사람들은 사실 커피가 아주 해롭다.

이제마 선생의 사상의학에서는 태음인은 커피가 원래 맞지만 태음인 중에서 한태음인은 좋고 열태음인은 좋지 않다고 한다. 커피를 아주 좋아하는 체질은 대부분 태음인인데, 하지만 태음인이 몸이 안 좋아지면 커피 또한 문제를 일으키게 된다.

(차) 술 이야기 1

술을 많이 마시면 설탕보다 더욱 빠른 속도로 혈당을 높이면서 세포 내 지방을 만드는 경로를 빠르게 자극하기 때문에 혈당이 올랐다 내렸다 하는 저혈당증과 함께 지방축적의 문제까지 만든다. 결국 부신기능은 철저히 저하되기 때문에 다음날 아침에 일어날 때는 아주 노화된 피부와 부어 있는 얼굴을 하고 숙취가 난무하게 된다.

순간적으로 에너지를 급격히 상승시켜 주는 좋은 장점이 있어서 힘이 생기고, 의욕이 넘치고, 소리가 높아지고, 떠들면서 불안감이 사라지고, 편안한 안정감이 일시적으로 생기지만 한두 시간만 지나면 몸도 마음도 가라앉으면서 의식은 흐리멍덩해진다. 반복된 음주습관은 만성 부신기능저하증을 불러일으키게 된다.

굳이 술을 마셔야 하는 경우라면 다음을 명심하자. 즉 아주 소량씩 술을 위장에 보낸다. 너무 빨리 위에서 흡수되어 세포 속으로 들어가지 않게 말이다. 지방 및 불포화 기름 등과 함께 마시면 흡수가 덜 된다. 음주 전에 간의 해독능력을 돕는 영양제와 한약을 복용하고 다음날 다시 또 한약과 영양제를 복용한다.

어떤 술이든 한 시간에 술 다섯 잔 이상을 마시지 않는다고 마음먹고 마신다. 한 시간 후엔 가급적 자리를 이동해서 술이 간에서 해독될 수 있는 타이밍을 고려한다. 이런 지침이 굴욕적이라면 차라리 술을 끊어버린다.

(카) 술 이야기 2

요즘 와인 한두 잔은 레스베라트롤의 항산화 작용으로 인해 몸에 좋다고 하고 막걸리 또한 건강에 좋다고 하는데, 사실은 그 반대다.

가벼운 한두 잔은 대뇌의 혈류를 증가시켜 몸에 좋을 수 있지만 사실 오랫동안 술을 마신 사람들은 뇌 기능이 많이 떨어진다. 특히 앞쪽뇌의 기능이 현저히 약해지기 때문에 판단력이나 인지능력, 기억력, 감정조절에 많은 문제가 있다.

술에는 설탕보다 훨씬 많이 정제된 당 성분이 너무 풍부하기 때문에 쉽게 흡수되면서 대사를 흥분시키는데, 영양소는 별로 없기 때문에 몸속의 효소와 보조효소, 미네랄 성분들을 빼앗기게 된다. 술을 처음 마실 때는 일시적으로 부신의 기능이 활성화되기 때문에 피로가 회복되고 생기가 나면서 눈이 반짝반짝 빛나게 되지만 몇 잔 더 들이키면 몸이 흐느적거리게 된다. 술을 많이 들이키면 부신의 기능은 축 늘어져서 에너지는 바닥이 나고 면역력은 떨어지게 된다.

술은 특히 뇌 안 소뇌와 전정-달팽이관의 기능을 떨어뜨리기 때문에 많이 마시면 중심을 못 잡고, 말을 어눌하게 하며, 다리에 힘이 빠지고, 심하면 토한다. 전정기관과 달팽이관 내에 알코올이 들어가 어지럼증과 이명을 유발하게 된다.

막걸리 속에는 조미료 성분인 MSG가 들어 있어서 맛이 좋다. 차라리 과거에는 일동이나 이동막걸리처럼 첨가제가 들어가지 않아서 그나마 좋았는데, 요즘엔 대중화되다 보니 첨가제가 들어 있어서 맛나지만 신경세포를 흥분시키고 결국엔 신경괴사를 일으키는 글루탐산과 아스파탐산이 너무 많다.

와인은 당 성분이 상당히 많다. 포도 자체에 원래 당도가 너무 높다. 당이 많으면 혈당 조절이 쉽지 않으면서 췌장에서 인슐린이 많이 나오는데, 비만의 원인이기도 하면서 노화를 촉진하기도 한다. 또한 인슐린이 많으면 뇌의 신경전달물질, 특히 세로토닌의 불균형을 초래해서 우울과 불안이 엎치락뒤치락하도록 만들기도 한다.

술을 좋아하거나 과음을 잘 하는 사람들은 아무리 회사일이나 다른 핑계로 많이 마실 수밖에 없다고 하지만 실상은 평소 스트레스가 많으면서 불안하고 자신감이 결여되어 있을 가능성이 높은 사람이다.

술을 마시면 뇌의 신경전달물질 중에서 세로토닌과 가바(GABA) 물질이 일시적으로 나오면서 편안함과 자신감, 항불안감을 높여주기 때문에 사람들과 술을 마시면서 즐겁게 대화를 하고 스트레스를 풀었다라고 생각한다. 하지만 결국 마음을 편안하게 해주는 이 세로토닌과 가바는 더욱 부족해지기 때문에 며칠 술을 끊으면 자꾸 생각이 나서 알코올 중독이 되어 버리는 것이다.

술을 너무 많이 마시면 기분이 넘치다 못해 흥분이 되고 급기야는 술상에 머리를 푹 떨어뜨리고 잠을 자게 된다. 세로토닌과 가바가 너무 많이 나오면 전신 무력감과 수면이 오기 때문이다.

동물에게 스트레스를 주면 실제로 물보다 술을 더 많이 마시는 경우가 많고 어둠속에서 술을 더 마시게 된다는데, 스트레스로 인해 세로토닌이 부족해지고 불안과 우울이 증가하면서 알코올을 흡수하고자 하는 욕망이 늘어난다. 일시적인 편안함을 주기 때문이다. 이런 사람들에게 세로토닌과 가바를 충분히 주게 되면 알코올 중독을 끊을 수도 있다.

알코올은 간의 해독 및 정화작용을 억제한다. 가뜩이나 스트레스가 많은데, 알코올마저 간의 해독작용을 방해하면 피부가 까칠하고 피부색이 어두워지면서 만성피로와 위장병, 알레르기, 만성 통증 등이 올 수 있다. 간염이나 간경변 등의 질병 또한 예상해 볼 수 있다.

영양학적으로 알코올은 비타민 B의 결핍을 초래한다. 비타민 B 복합군은 세포 내 에너지 대사에 관여하는 미토콘드리아의 원활한 에너지 생성을 위해서 필수적인데, 과도한 스트레스나 탄수화물중독증과 함께 알코올 과다섭취가 있을 때 상당히 부족해질 수 있다. 그 중에서도 비타민 B1인 티아민 부족증이 대표적이며, 이 경우 가슴이 답답하며, 호흡이 빠르고, 심장이 빨리 뛰는 느낌이 들며, 불안하면서 우울하고, 쉽게 지치며, 밤에 꿈을 많이 꾸고 아침에 잘 못 일어나는 증상을 갖기 쉽다.

약간의 알코올은 좋은콜레스테롤을 높여주고 나쁜콜레스테롤은 낮춰주는 작용이 있어서 심장이나 뇌를 보호해주지만 장기적으론 결국 뇌를 쪼그라뜨리면서 뇌질환을 일으킬 가능성이 매우 높다.

그래도 술을 마실 수밖에 없는 상황에선 어떤 술을 마실까? 체질별로 구별해보았다.

태양인은 쌀막걸리와 와인, 사케가 맞는다.
태음인은 밀맥주와 위스키, 고량주가 맞는다.
소양인은 몰트위스키와 보리맥주, 일본 보리소주가 맞는다.
소음인은 찹쌀술과 경주법주, 미국 버번위스키가 맞는다.

마시지 않는 것이 최선이지만 차선으로는 그나마 소량씩 체질에 맞는 술을 선택해서 마시는 것이 좋겠다.

(타) 담배

담배를 피우는 분들은 불안하고 초조한 사람들이다. 왜냐하면 담배 속 니코틴이 뇌 안의 아세틸콜린을 일시적으로 높여줘서 기억력과 집중력을 높여주기 때문이다. 담배를 많이 피우면 처음엔 뇌 안의 도파민이나 글루타민산을 높여서 학습과 기억력을 높여준다. 엔도르핀 또한 높아지기 때문에 기분이 즐겁고 자신감이 충만해진다.

하지만 니코틴은 신경을 흥분시키고 혈관을 수축시켜 혈류량이 뇌로 충분히 전달되지 않게 한다. 피부가 까칠해지는 이유기도 하다. 결국 뇌를 쪼그라뜨리게 된다. 담배 속의 수많은 유해화학물질, 중금속들은 간의 해독능력과 심혈관 기능을 심하게 떨어뜨리기 때문에 절대 피해야 한다.

(파) 짠 음식을 먹어서는 이명을 해결하지 못한다

나트륨과 칼륨이 적절한 균형을 이루는 곳이 바로 달팽이관인데, 지나친 소금은 전해질 불균형을 초래하면서 신경세포를 흥분시키고 파괴하게 된다.

저염식을 하기 위해 이것만은 알아두자.

① 세계보건기구(WTO)에서 정한 하루 소금 권장량은 5g이며, 2005년 기준으로 한국 사람의 소금 섭취량은 약 15g이다.

　· 소금에는 나트륨이 40%, 염소가 60% 포함되어 있는데, 이 중 과잉섭취 시 인체에 유해한 것은 나트륨이다. 가공식품에 표시된 나트륨 함량에 2.5를 곱하면 소금 양이 된다.

　· 소금의 짠맛은 염류에서 나오는 것이지 나트륨 자체는 짠맛이 아니다. 그러므로 짜지 않더라도 가공식품에는 나트륨이 많이 포함되어 있다.

② 가공식품 제조 시 첨가하는 베이킹파우더, 방부제, 팽창제 등 식품 첨가제에는 나트륨이 다량 함유되어 있다.

　· 면류, 빵류 등도 가공식품이므로 다량의 나트륨이 포함되어 있다. 소금 양으로 볼 때 칼국수 1인분에 7.3g, 국수장국 1인분에 5.8g, 라면 1인분에 5.3g의 소금이 포함되며, 빵류도 가공과정에서 동량의 밀가루에 비하여 86.5배의 나트륨이 첨가된다.

③ 한국인은 식사에서 소금을 김치류에서 가장 많이 섭취하는 것으로 밝혀졌다. 따라서 김치는 싱겁게 담아 먹어야 한다.

④ 국, 찌개, 면류는 김치류보다 짠맛은 적지만 그 섭취량이 많아서 소금 섭취가 높으므로 국물 섭취를 줄이는 것이 소금 섭취를 낮추는 방법이다.

⑤ 간장, 고추장, 된장, 화학조미료 등에 소금이 많으므로 향신료와 신맛을 내는 소스

로 맛을 내는 것이 싱겁게 조리할 수 있는 한 가지 방법이다.

⑥ 생선이나 육류는 조림보다는 간을 하지 않고 구워서 소스를 곁들이는 것이 소금 섭취를 줄일 수 있는 방법이다.

⑦ 신선한 채소를 많이 섭취하면 채소에 포함된 다량의 칼륨이 나트륨을 몸 밖으로 배출하기 때문에 나트륨 과잉섭취로 인한 건강문제를 다소 줄일 수 있다.

음식명	소금(g)	음식명	소금(g)	음식명	소금(g)
물냉면	8.09	김치찌개	3.96	돈까스	1.85
비빔냉면	2.97	순두부찌개	3.87	김치볶음밥	2.79
우동	6.56	된장찌개	4.41	떡볶이	16.64
짜장면	5.72	갈비탕	4.39	카레라이스	4.52
짬뽕	9.8	육개장	8.98	탕수육	2.08
쫄면	4.05	삼계탕	6.0	피자 1조각(P사)	1.28
칼국수	8.78	비빔밥(고추장,O사)	4.08	불고기버거(L사)	1.6
국수	3.74	김밥 1줄	2.19	넓적다리(순한맛,P사)	1.29
회덮밥	1.63	북어국	2.98	쇠고기미역국	0.84
쇠고기무국	3.05	오징어무국	3.59	만두국	0.99
어묵조림	1.56	오리불고기	2.4	신라면	4.9
미트볼조림	2.4	배추김치	1.72	안성탕면	5.2
두부양념조림	0.41	깍두기	1.05	진라면(매운맛)	5.9
메추리알조림	0.46	깻잎지	1.92	찰비빔면	3.3
연근조림	1.82	무말랭이무침	1.72	올리브짜파게티	3.0
돼지고기장조림	0.63	튀김우동 큰사발면	5.6	멸치칼국수	5.1
감자어묵조림	0.53	농심가락 우동	6.08	무파마면 큰사발면	5.9
3분 카레(순한맛)	2.5	새우깡	1.58	삼립 생크림 식빵	5.5
3분 짜장	3	포카칩	0.63	삼립 호빵	2.41

(4) 어지럼증과 편두통 및 이명에 해로운 음식

(가) 인공조미료 등의 MSG 성분은 무조건 안 된다. 신경을 파괴하기 때문이다.

(나) 뇌 속에서 교감신경을 흥분시키는 아미노산인 티라민이 많이 들어 있는 음식은 다음과 같다: 포도주, 맥주, 치즈, 콩, 땅콩, 두부, 간장, 아보카도, 바나나, 파인애플, 가지, 훈제생선, 요구르트, 잼, 오래 숙성된 고기류 등.

우울증약이나 비만약으로 처방하는 MAO 억제제(monoamine oxidase inhibitor)를 복용하는 사람이 티라민이 많이 들어 있는 음식을 먹게 되면, MAO에 의해서 적절히 분해되어 없어져야 하는 티라민이 다량 축적되어 과잉 흥분하면서 혈압이 상당히 오를 수 있고, 따라서 편두통이나 이명이 올 수 있다. 평소 스트레스가 많고 흥분을 잘 하며 화병이 있는 분들은 티라민이 함유된 음식을 먹으면 심한 알레르기 반응이나 고혈압, 불안, 호흡곤란 등이 올 수 있음을 알아야 한다.

(다) 아질산염이 포함된 핫도그나 소시지, 베이컨, 편육 등도 문제를 일으킨다.

(라) 콩은 늘 알레르기를 일으킬 가능성이 높고, 콩 속의 피틴산은 장에서 미네랄 결핍을 초래하며 위산 부족을 일으키기 때문에 단백질 흡수를 방해한다.

(마) 알코올과 카페인, 초콜릿은 항상 어지럼증과 이명, 편두통의 원인 제공자다.

(바) 비타민 B 복합군 부족은 항상 어지럼증과 이명의 원인이 된다.

(사) 우유

학습장애나 자폐증후군이 있는 아이들에게 음식알레르기(IgG) 혈액검사를 통해서 통계를 내보면 대부분 우유나 우유 속 카제인에 알레르기 반응을 많이 일으킨다.

이런 아이들은 대부분 아토피나 설사, 식욕부진, 성장발달장애, 우울증, 비만 등이 심하게 있는 편이다. 이명 환자의 경우에도 음식 알레르기로 인해서 증상이 더욱 심해지는 것을 늘 보는데, 대표적으로 문제 있는 음식이 우유다.

우유 속 카제인 단백질은 위장에서 소화·흡수가 잘 안 된다. 우유 속 지방은 또한 과산화지질이 잘 되기 때문에 활성산소 문제를 일으켜 산화된 지방으로서 몸속에서 더욱 문제를 일으킨다. 흡수되지 않은 우유는 장내 좋은 균과 나쁜 균의 균형을 깨기 때문에 장누수증후군을 유발하며 자가면역질환이나 당뇨병 등을 일으킨다.

우유 속 칼슘은 좋은 성분의 칼슘이 아니며 칼슘과 마그네슘, 인산 등과의 적절한 균형이 없기 때문에 오히려 인체 내에선 흡수가 되지 않고 신장을 통해서 쉽게 빠져나간다. 급격히 증가된 우유 속 질 나쁜 칼슘은 일시적으로 증가한 후에 빠르게 체외로 빠져나가기 때문에 칼슘 부족증을 일으키면서 골다공증을 야기하기도 한다.

대체의학과 관련된 웹사이트 중에 세계적으로 가장 유명한 닥터 멀콜라의 사이트(www.mercola.com)는 살균한 우유의 해악에 대하여 다음과 같이 말한다.

① 소화효소들을 파괴하기 때문에 우유 속 칼슘을 흡수하지 못한다.

② 미네랄 성분이 파괴된다.

③ 침전된 미네랄은 오히려 흡수가 안 되서 골다공증을 유발한다.

④ 침전된 당분과 지방은 소화가 안 되고 독성이 된다.

⑤ 좋은 박테리아와 젖산을 파괴하여 질병 예방을 못하게 한다.

⑥ 비타민 B12와 B6를 파괴한다.

⑦ 알레르기와 골다공증, 관절염, 심장병, 암, 치아손상, 복통, 생식기질환, 면역질환을 유발한다.

(5) 부신을 도와 이명을 이기는 영양소

(가) 타우린

임신 중 그리고 신생아 시기에 타우린은 정상적인 성장발달을 위해서 보이지 않게 중요한 아미노산인데, 시스테인으로부터 인체 내에서 만들어지기도 하지만 충분하진 않다. 가장 중요한 일 중 하나가 나트륨과 칼륨, 칼슘, 마그네슘 이온을 세포 안으로 넣어주고 빼주고 하는 일이며, 부족하면 제대로 된 대사가 이루어질 수 없다.

두 번째는 뇌의 신경 세포막을 보호해주는 역할을 한다는 점이다. 타우린이 부족하면 간질과 경련, 발작 등이 올 수 있는 이유이기도 하다. 아기들 뇌에 가장 많이 들어있는 아미노산은 바로 타우린이지만 어른 뇌에선 글루타메이트가 가장 많고 다음으로 타우린이다.

아이들 뇌 안에서 타우린이 가장 많이 존재하는 곳을 구체적으로 보면, 우선 후각망울이라 하는 냄새와 관련된 세포에 풍부하게 들어 있다. 두 번째로 해마에 타우린이 많다. 기억력과 감정조절이 이 해마에서 이루어지는데, 타우린이 부족하면 기억력또한 약해진다. 세 번째론 솔방울샘에 많이 있다. 솔방울샘의 기능이 약한 경우에 수면장애 등이 오는데, 타우린과 관련이 깊다.

신생아에게 정말 필요한 타우린은 체중 1kg에 50mg 정도이며, 성인인 경우에 1~5g까지 써도 아무런 문제가 없다. 미국에선 타우린 정맥주사를 15~20g까지도 놓는 경우가 많다. 타우린이 우리 몸에서 부족하면 불안과 흥분, 간질, 발작, 뇌기능저하 등이 올 수 있다.

타우린은 백혈구 세포 안에도 많이 들어 있기 때문에 몸 안에 상처나 감염이 있는 경우에 대식세포를 자극하고 중성구를 증가시켜 염증을 해결하는 데 도움을 주려고한다. 소변에서 타우린이 많이 검출된다는 것은 결국 몸 안에 염증반응(면역반응)이있거나 상처가 있다는 것을 의미할 수도 있다.

스트레스를 받는 경우에 아연과 비타민 B6 등이 소실되기 쉬운데, 이런 경우에 타우린도 함께 부족해지기 쉽다. 이 때문에 흥분을 잘 하고 스트레스를 잘 받으며 자주 우울한 사람은 타우린이 부족한 경우가 많다. 영양제로 아미노산을 많이 먹는 경우에도 소변으로 타우린이 많이 빠져나갈 수 있다.

타우린은 고지혈증, 심혈관장애, 고혈압, 안질환 등에도 상당히 유용하며, 수유 중인 경우 모유를 촉진하는 역할도 한다.

음식 속의 첨가제인 글루탐산과 아스파탐산을 많이 먹거나 오랜 스트레스가 있으면서 늦게 자고 과로를 하는 경우에 뇌 신경세포의 많은 수용체들이 열리면서 칼슘이 세포 내로 쉽게 들어오는 환경을 만들어주게 된다. 갑자기 많이 들어온 칼슘은 뇌 신경세포를 흥분시키고 파괴하면서 문제를 일으키는데, 이 칼슘의 파괴작용을 뇌세포 내에서 방어해주는 영양소가 바로 타우린이다.

마그네슘은 세포 밖 칼슘이 안으로 들어오지 못하게 막는 첫 번째 방어 역할을 해준다. 따라서 과도한 신경학적 흥분으로 발생하는 간질발작, 어지럼증, 이명, 메니에르발작, 불안증, 우울증, 두통, 턱관절장애 등에 마그네슘과 타우린은 잘 어울리는 치료제가 된다.

음식으론 고기와 낙지, 문어 등에 많이 들어 있다.

(나) 비타민 D

1960년대 가난한 시절엔 음식을 제대로 못 먹은 아이들이 비타민 D가 부족하여 칼슘과 인이 뼈 속에 흡수가 안 되면서 골연화증, 즉 구루병을 일으키곤 하였는데, 그 후로는 영양상태가 좋아져서 구루병이 사라졌다. 그런데 최근에 다시 비타민 D 부족으로 인해서 구루병과 유사하게 뼈가 약한 아이들이 많이 생기고 있다.

자외선 차단 크림이나 선글라스, 두꺼운 옷들도 그렇지만, 무엇보다도 밖에서 활동하는 시간이 부족한 현대인에게 태양광을 통한 비타민 D3 합성은 갈수록 어려워지고 있다. 자외선 B를 통해 피부를 거쳐 간에서 비타민 D가 합성되는데, 이는 유리나 옷을 뚫지 못하기 때문에 창문 옆에 햇볕을 쪼여도 소용이 없는 노릇이다.

비타민 D는 현재 한국에선 하루 권장량이 400IU로 되어 있는데, 이렇게 복용한다면 비타민 D 결핍증에 걸린다. 최근에는 혈중 50~70ng/mL을 정상 수치로 보는데, 100까지 정상으로 보는 견해도 있다. 100이 넘으면 지용성인 비타민 D의 독성에 주의해야 한다. 그런데 환자들의 비타민 D 혈중 농도를 검사해보면 많아야 10~20 정도밖에 안 된다. 대부분 비타민 D가 부족한 것이다. 나는 모든 환자들이 비타민 D 검사를 해야 한다고 생각한다. 왜냐하면 대부분 결핍이기 때문이다.

이 영양소가 결핍되면 나타나는 증상은 구루병만이 아니다. 몸이 피로하고, 어지러우며, 팔다리가 저리고, 체중이 늘며, 고지혈증과 심혈관장애가 올 뿐 아니라 근막동통증후군과 우울증, 불안증, 잦은 감염증, 면역력저하, 이명 등등 이루 헤아릴 수가 없다. 비타민 D는 실제로 스테로이드 호르몬과 같은 역할을 한다.

이 영양소는 간과 고기, 계란 노른자, 버터, 해산물, 우유 속에 들어 있는 것만으론 충분히 흡수가 되지 않는다. 혈중 25 하이드록시 비타민 D 검사를 통해서 정상 여부를 확인해야 한다. 하루 최소한 2000IU를 복용하는데, 20 이하라면 하루 5000IU를 복용하면서 전문가와 상담해야 한다.

비타민 D는 면역세포의 균형을 잡아주기 때문에 부족하면 면역불균형으로 인해서 자가면역질환이 생길 가능성이 높으며, 특히 어지럽고 이명과 두통이 있으면서 구토를 자주 하는 사람이라면 혈액검사를 통해서 수치를 반드시 확인해야 한다.

(다) 녹차 속 티아닌

녹차 속의 L-티아닌은 미국과 유럽에서 많이 쓰고 있는 아미노산 제제로서 뇌 기능 활성 영양제로 각광받고 있다. 스트레스로 인한 뇌 기능 손상을 방지해주면서 집중력과 학습능력을 향상시켜 주기 때문이다.

녹차는 심리적 불안이나 우울증에도 도움을 주면서 뇌파 중 마음을 진정시키는 알파파를 증가시키는 데 많은 역할을 한다. 따라서 만성 스트레스로 인해서 이명과 함께 머리가 아프고, 우울하면서 불안하며, 기억력이 떨어지는 분들은 녹차를 마셔야 한다. 녹차 속 카페인은 전혀 걱정할 필요가 없고 하루에 3~4잔까지는 좋다.

(라) 녹차 속 카테킨

녹차가 또 하나 탁월한 점은 EGCG(epigallocatechingallate)라고 하는 항산화제 성분이 들어 있다는 것이다. 녹차 속에서 30% 가량을 차지하고 있는 이 항산화제 성분은 항노화와 함께 질병 예방 차원에서 중요한 역할을 한다.

이 성분은 혈당을 조절해주고, 고지혈증에 도움을 주며, 소화작용과 살균 및 간 해독 능력을 돕는 데 일조한다. 관절염에도 도움을 주고, 혈압과 중성지방 등의 심혈관 문제와 자가면역질환의 예방에 절대적이다.

녹차 한잔에 20~35마이크로그램이 들어 있으며, 하루 3잔 정도가 적당하다.

반드시 녹차 잎이 싱싱한 녹차를 마셔야 하는데, 불소나 납, 알루미늄 성분이 들어 있지 않은지 확인이 필요하다. 농약을 많이 뿌린 녹차는 중금속이 너무 많기 때문이다.

(마) 아세틸 L 카르니틴

카르니틴은 한국에서 비만을 치료하는 약으로 많이 쓰이고 있다. 지방이 미토콘드리아 내로 들어가 카르니틴에 의해 분해되면서 에너지를 만들기 때문인데, 뇌에서도 카르니틴은 아주 중요한 역할을 한다. 뇌세포를 보호해주기 때문에 스트레스나 활성산소를 예방해주면서 학습능력을 키우고 집중력과 에너지를 크게 향상시킨다.

이 영양소는 또한 부교감신경과 관련된 영양소로서 심신을 편안하게 해주며 기억력을 돕고 소화기능을 촉진하는 역할을 한다. 우울증이나 기억력장애, 알코올중독증에도 카르니틴은 탁월한 기능을 발휘한다.

(바) 알파리포산

알파리포산은 수용성과 지용성 모두 해독작용을 하는 유일한 항산화제로서 글루타치온 해독 영양제와 함께 가장 효과적인 간 해독 영양소다. 활성산소를 흡수하고 세포 손상을 방지하는 능력이 탁월하다. 심혈관, 뇌혈관 장애를 예방해주면서 에너지 대사를 돕는 작용도 강해서 부신기능을 도와주는 역할 또한 탁월하다.

(사) 코엔자임Q10

이미 널리 알려진 강력한 항산화제로서 미토콘드리아 내에서 산소를 유용한 에너지로 바꾸는 역할을 하는데, 코큐10이 부족하면 에너지 대사가 이루어질 수 없다. 특히 근육이나 간, 심장, 뇌에서 많은 활동을 하기 때문에 더욱 중요하다. 스트레스가 많아 만성피로와 통증이 누적된 경우에 코큐10은 큰 도움을 준다.

콜레스테롤 치료제인 스타틴 계열의 항고지혈증 처방약을 복용하는 환자들은 대부분 코큐10이 부족해진다. 스타틴 약물의 보이지 않는 부작용 때문이다. 이런 환자들은 반드시 코큐10을 병행해서 복용해야 한다. 심장병을 예방하기 위해서 항고지혈증약을 먹지만 코큐10이 부족해서 오는 심장병 또한 생각해야 한다. 항응고제를 복용 중이거나 당뇨병이 있는 분들은 코큐10 사용을 조심해야 한다. 반드시 전문가와 상담해서 복용하는 것이 좋다.

한국에선 10~30mg이 예전에 조심스레 쓰였는데, 사실은 100mg 이상 복용해야 도움이 된다.

(아) 아연

아연은 생체 내에서 300가지 이상이 되는 효소의 조효소다. 아연은 인슐린과 핵산의 합성이나 단백질의 대사와 합성, 면역작용에 관여하는 필수 미량원소로서 면역력을 강화하고 신경세포의 상처를 치유 및 회복시키는 데 필수적이다. 세균 감염 등에 의한 염증작용을 억제하는 효능도 많기 때문에 신경세포가 외부적 손상으로 인해 염증이 생기고 기능이 떨어지는 과정을 방지해준다.

아연이 결핍되면 피부질환과 탈모증이 생기고, 입술 주위의 피부염이나 습진, 손톱의 흰 반점이 일어나며, 모발이 가늘어지고 잘 빠지며, 기억력 저하나 우울증, 어지럼증, 이명 등도 생긴다.

스트레스를 받으면 아연이 많이 부족해지는데, 아연이 부족하면 입맛이 없고 맛을 못 느끼며 냄새 또한 잘 못 맡거나 아니면 지나치게 냄새에 민감하다. 위산과 소화효소를 만드는 데 쓰이는 아연이 부족하면 비위가 약하고, 울렁거리길 잘 하며, 소화와 흡수가 잘 안 된다. 임신 중엔 입덧이 심하기도 한데, 아연을 좀 더 복용하면 좋아지는 경우가 많다.

따라서 아연이 부족하면 탈모가 되기 쉬우며, 위장이 약해지고 탄수화물을 소화시키지 못한다. 갑상선에도 아연은 작용하기 때문에 부족하면 갑상선기능저하증에도 영향을 미친다. 아연은 뇌에 가장 많이 존재하면서 뇌신경세포를 보호해준다.

두피의 모낭(hair follicle)을 보호하는 작용이나 전정 및 달팽이관의 털세포(hair cell)를 보호해주는 작용이 우연히도 일치하는 것은 아이러니이지만 우리의 머리카락이나 털은 아연과 상관관계가 많음을 의미한다.

전정기관과 달팽이관 내에서 가장 중요한 항산화 성분인 구리/아연 과산화물제거효소(superoxide dismutase, SOD)의 핵심이 아연이므로 아연은 활성산소로부터 전정기관과 달팽이관을 보호해주는 필수적인 보호자 역할을 한다.

전정기관과 달팽이관 내에서는 활발한 대사활동을 통해 활성산소(reactive oxygen species, ROS)가 많이 발생하기 때문에 전정기관과 달팽이관은 쉽게 퇴행성 변화를 겪게 된다. 이럴 때 아연과 같은 강력한 항산화제가 부족하면 어지럼증이나 난청, 이명 증상이 나타날 수 있다.

아연은 또한 전정기관과 달팽이관 내에서 신경전달물질 수용체, 즉 NMDA 수용체와 가바 수용체의 활동을 적절히 보호해주며, 아연 부족은 이러한 글루타메이트와 가바의 불균형을 초래하고 결국엔 어지럼증과 이명을 일으킬 수 있다.

중금속이나 산화된 콜레스테롤, 과다한 호모시스테인은 혈관벽 내에서 염증을 일으켜 심혈관이나 뇌혈관 장애를 일으키는데, 아연은 이들로부터 혈관벽을 보호하는 능력을 갖고 있다.

아연은 많이 복용할수록 혈압이 낮아지면서 심혈관 기능이 향상된다. 아연의 부족은 상대적으로 구리의 과다증을 유발하기 때문에 혈압이 오르고 협심증이나 불안증, 호흡장애 등이 오기도 한다. 고혈압이 있는 분들은 항상 아연이 부족한지 확인해봐야 한다. 아연실색하진 말기를 바란다.

피임제나 갱년기 여성호르몬제를 복용하면 혈중 구리과다증을 유발하기 때문에 아연이 부족해 심장병이나 어지럼증, 호흡곤란 등이 오는 경우가 많다. 고혈압약 중 이 뇨제와 어지럼증이나 메니에르병에 쓰이는 이뇨제 등은 혈중 구리를 증가시키므로 아연을 부족하게 만들면서 심혈관장애와 어지럼증을 더욱 유발하게 된다.

만성 스트레스가 있는 분이 이뇨제나 피임제를 복용한 경험이 있고 술을 좋아한다 면 구리과다증뿐만 아니라 납중독증까지 겹치게 된다. 정말 구리구리하고 납자루떼 스타일의 구겨진 건강상태를 보여준다. 구리와 납이 많은 사람들은 고혈압이나 신장 질환, 심혈관장애 등이 언젠가 오게 된다.

모발미네랄 검사를 해보면 간단히 알 수 있으며, 구리와 납 등이 많다면 반드시 킬레이 션을 포함한 간 해독을 통해서 배출해내야 한다. 간 해독에 도움이 되는 음식은 마늘과 양파, 브로콜리, 콜리플라워, 겨자, 국화, 엉겅퀴, 오미자, 계란 노른자라고 볼 수 있다.

음식 속의 아연은 주로 계란 노른자와 생선, 견과류, 버섯류, 생굴, 피칸, 호박씨, 해 바라기씨 등에 풍부하다. 특히 생굴 속에 아연이 풍부하게 들어 있지만 생굴은 중금 속 우려가 있어서 신중을 기할 필요가 있다.

아연이 풍부한 음식은 다음과 같다.

굴(양식, 동부산, 익힌 것, 중간 크기 3개) - 13mg

알래스카 킹크랩(익힌 것, 다리 하나) - 10.2mg

쇠고기(꼭대기 등심살, 113g) - 5.6mg

껍질을 벗기지 않은 생참깨(약 57g) - 4.4mg

호박씨(날 것, 혹은 볶은 것, 약 57g) - 4.2mg

팥(익힌 것, 1컵) - 4.1mg

생잣(약 57g) - 3.6mg

생캐슈(약 57g) - 3.2mg

생해바라기씨(약 57g) - 2.8mg

줄풀(익힌 것, 1컵) - 2.2mg

메다마메(익힌 것, 껍질 깐 것, 1컵) - 2.1mg

검은콩, 강낭콩(익힌 것, 1컵) - 1.9mg

표고버섯(익힌 것, 1컵) - 1.9mg

누에콩(잠두)(익힌 것, 1컵) - 1.7mg

브로콜리(익힌 것, 2컵) - 1.6mg

타히니(중동지역에서 먹으며 참깨를 으깬 반죽 또는 소스)(생으로 2큰술) - 1.4mg

케일(익힌 것, 2컵) - 1.2mg

(자) 트립토판

트립토판(tryptophan)은 세로토닌과 멜라토닌 전구체인 아미노산으로서 5-하이드록시 트립토판은 임상적으로 세로토닌 부족으로 인한 우울증과 어지럼증, 이명에 탁월한 효과를 지닌다. 조울증이나 불면증, 두통에도 임상적으로 효과적이다.

트립토판이 세로토닌으로 전환되려면 비타민 B6와 B3 그리고 글루타치온이 충분히 있어야 한다. 비타민 B6가 세로토닌을 만들어 마음을 편안하게 하고 스트레스를 줄여주는 훌륭한 영양제임을 잊어서는 안 된다.

나는 옥수수를 환자에게 권하지 않는데, 이유 중의 하나가 옥수수를 많이 먹으면 알레르기뿐 아니라 트립토판이 많이 결핍되기 때문이다. 옥수수를 즐겨 먹는 사람들이라면 혹시 불안증이나 우울증 등이 있는지 한번 생각해보자.

이 영양소는 하루에 500~1000mg을 권하고 있는데, 미국에서는 마트에 가면 바로 구할 수 있는 영양제가 한국에선 엄격히 규제되고 있다. 슬픈 현실이다. 불안하고 초조하면서 잠이 잘 오지 않는 어지럼증 환자들에게 꼭 권하고 싶은 영양제다. 음식으로는 현미와 치즈, 계란, 아몬드, 소고기, 돼지고기에 들어 있다.

(차) 성요한풀

성요한풀(St. John's Wort, Hypericum perforatum)에는 하이퍼포린(hyperforin), 하이퍼리신(hypericin), 타닌(tannin) 성분이 들어 있다. 세로토닌 재흡수를 자연스럽게 억제하여 세로토닌을 충분히 유지하게 하는 천연 항우울 영양제라고 볼 수 있다.

국내에선 노이로민이라 해서 약국에서 누구나 구입해 복용할 수 있다. 불안하고 우울하면서 어지럽거나 두통이 있는 분들에게 권하고 있다.

(카) 비타민 B6

피리독살-5-인산염(pyridoxal-5-phosphate, p-5-p) 성분이 가장 효과적인데, 국내 식약처에선 이 형태를 수입 금지시켰다. 아무런 이유도 없이 말이다. 미국에선 너도 나도 마트에 가서 구입해 복용하고 있는 훌륭한 성분의 비타민 B6다.

비타민 B6는 세포 내 에너지 대사를 통해서 신진대사를 활발히 해주고 뇌에서는 도파민을 적절히 억제하면서 세로토닌과 가바의 합성을 도와주기 때문에 마음을 편안하게 해주고 스트레스를 풀어주면서 기억력과 집중력을 돕는다.

술을 많이 마시면 비타민 B1과 함께 B6가 부족해진다. 입안이 잘 헐거나 피부에 상처가 잘 아물지 않으면서 궤양성 피부질환 등이 자주 생긴다면 B6 부족을 의심해야 한다. 비타민 B6는 호모시스테인 과다로 인해서 심장에 무리가 오는 것을 예방해주는 성분이기도 하다. 비타민 B12(메틸코발라민)와 엽산이 함께 있을 때 심장병과 뇌혈관장애 예방에 탁월한 작용을 한다.

여성인 경우에 B6가 부족하면 에스트로겐 과다증으로 인해서 생리전증후군과 난소낭종, 자궁근종이 오기도 한다.

(타) 분지사슬 아미노산

분지사슬 아미노산(branched chain amino acids)은 류신과 이소류신, 발린 등 세 가지 아미노산으로 구성되어 있는 필수 아미노산으로, 결핍되면 뇌신경학적 불균형이 생기고 근육의 힘이 빠지는 경향이 있다.

우리가 스트레스를 오래 받으면 다리 근육 속의 단백질이 분해되어 혈중 당으로 쓰이게 되는데, 이때 제일 많이 결핍되는 근육 속 단백질이 분지사슬 아미노산이다. 오랜 스트레스로 어지러운 환자들에서 다리가 떨리고 쉽게 흔들리며 땅이 꺼지는 듯한 불안정한 보행이 생기는 이유이다.

간의 해독능력이 약하거나 간염이나 간경변이 있을 때도 분지아미노산 주사 등이 많은 도움을 주는데, 평소 이명과 어지럼증이 있으면서 간의 해독능력이 약하고 팔다리 근육에 힘이 없고 저린 증상이 있다면 분지아미노산 제재를 복용하는 것이 중요하다.

이 영양소는 우유와 치즈, 돼지고기, 닭고기, 현미, 콩 등에 많이 들어 있지만 우유와 콩은 알레르기 문제 등의 이유로 권하지 않는다.

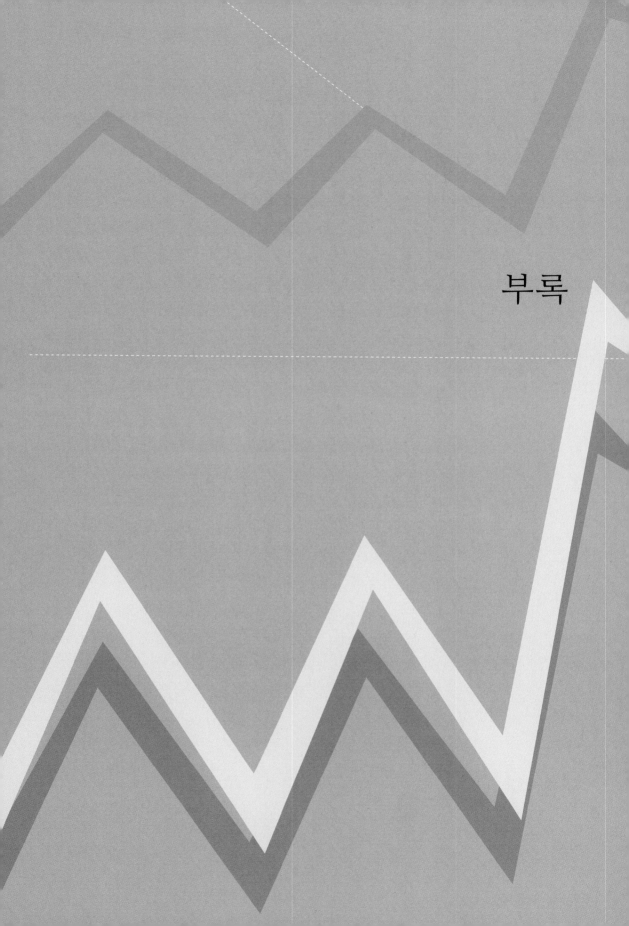

부록

1. 빙빙 이명치료 영양제

빙빙한의원에서 이명과 어지럼증을 위해 만든 두 가지 영양제를 소개한다.

- **오메가 큐:** 오메가 3와 코큐10, 마그네슘, 콜린, 레시틴, 유산균을 통해 뇌와 장의
  기능을 강화하고 항산화 작용을 극대화함으로써 달팽이관 내의 청각세포를 보호하
  려는 데 목적이 있는 영양제이다.

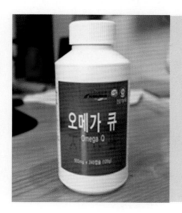

뇌세포를 보호하는 오메가 3와 코큐10

활성산소와 독소를 해독하고 항산화 작용을 하는 셀레늄과 포도씨
유, 코큐10 및 위와 장의 기능을 튼튼히 해서 면역을 보호하고 뇌신
경을 활성화하는 유산균과 콜린, 레시틴, 그리고 천연 한약제인 오가
피와 솔잎 속의 강력한 항산화 및 면역강화 성분을 통해서 전정기관
과 달팽이관의 기능저하로 인한 어지럼증과 이명, 두통에 탁월한 효
과를 보이는 영양제입니다.

* 복용량: 아침 저녁 2알씩 하루 총 4알

* 오메가 큐(Omega Q)

성 분	함 량
코엔자임큐10	7.5mg/일
오메가 3	500mg/일
유산균(Bifidus)	1600만CFU/캡슐
마그네슘	30mg/일
포도씨유	660g/일
콜린	250mg/일
레시틴	20mg/일
셀레늄	4mcg
오가피	20mg
솔잎	20mg

· **와우 플러스:** 부신 기능저하로 인한 달팽이관과 전정기관의 기능저하를 회복시키기 위해 비타민 B 복합체를 포함해 비타민 D, 타우린, 콜린 등을 함유시켜 부신 기능과 에너지 대사를 돕기 위한 영양제이다.

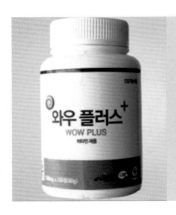

전정기관과 달팽이관 내의 털세포(hair cell)를 보호하는 영양소

활성산소로 인한 독소를 억제하기 위해 엽산과 마그네슘, 아연이 함유되어 있습니다. 타우린과 콜린은 뇌신경 세포막을 보호함으로써 어지럼증과 이명, 두통의 회복을 도와줍니다. 비타민 D 또한 뇌신경 세포를 보호하고 뇌를 편안하게 해주는 작용이 강하며, 비타민 B 복합체는 털세포 내의 에너지 대사를 회복 및 재생시켜 주면서 뇌혈류의 개선과 활성화를 촉진합니다.

* 복용량: 아침 저녁 2알씩 하루 총 4알

* 와우 플러스(WOW PLUS)

성 분	함 량
비타민 B1(티아민)	13.75mg
비타민 B2(리보플라빈)	5.56mg
비타민 B6(피리독신)	11.00mg
비타민 B12(코발라민)	22.50mg
비타민 D3(콜레칼시페롤)	0.50mg
엽산	0.07mg
산화마그네슘	1.50mg
산화아연	1.14mg
타우린	75.00mg
콜린	1.35mg

2. 빙빙 이명치료 장비

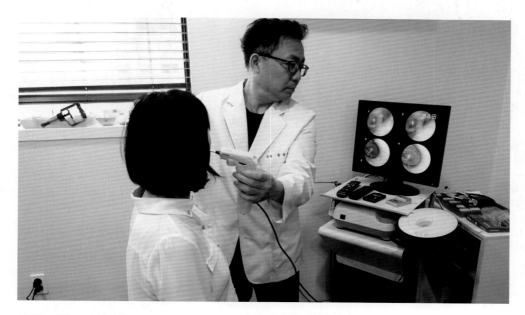

이경을 통한 고막 상태 확인

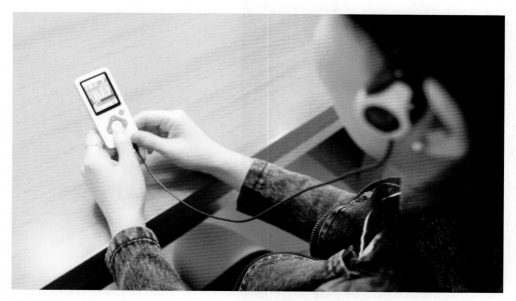

빙빙사운드를 통한 이명치료

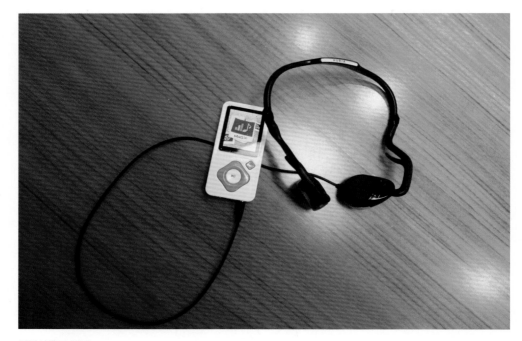

빙빙사운드 장비

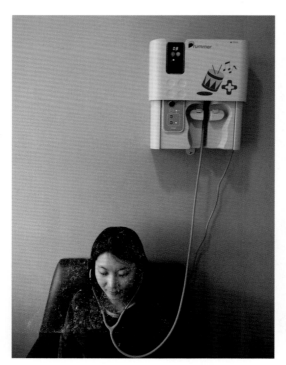

고막운동 장비

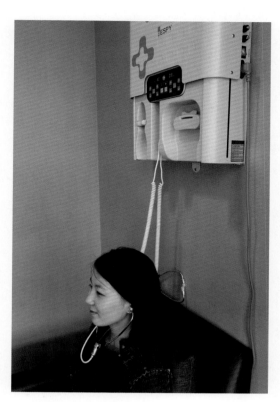

이명치료를 위한 레이저 장비

소리발생기와 보청기 기능을 동시에 하는 스타키코리아의 이명치료 장비가 있다.

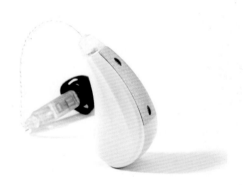

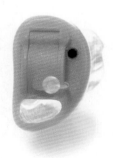

참고문헌

Jack A. Vernon, Barbara Tabachnick Sanders. (2001). Tinnitus Questions and Answers. Allyn and Bacon.

Kevin Hogan, Pst. D. (1996). Tinnitus TURNING THE VOLUME DOWN: Revised and Expanded. Jennifer Battaglino, LCSW.

Pawel J. Jastreboff, Jonathan W. P. Hazell. (2004). Tinnitus Retraining Therapy: Implementing the Neurophysiological Model. Cambridge University Press.

Richard S. Tyler, Ph. D. (2008). The Consumer Handbook on Tinnitus. Auricle Ink Publishers.

Richard Tyler, Ph. D. (2000). Tinnitus Handbook. Delmar.

David Baguley, Gerhard Andersson, Don Mcferran, Laurence Mckenna. (2013). Tinnitus A Multidisciplinary Approach. Wiley Blackwell.

Michael J. Ruckenstein. (2010). Meniere's Disease: Evidence and Outcome. Plural Publishing.

Richard S. Tyler, Ph. D. (2006). Tinnitus Treatment: Clinical Protocols. Thieme.

Jos J. Eggermont. (2012). The Neuroscience of Tinnitus. Oxford University Press.

James B. Snow Jr, MD. (2004). Tinnitus: Theory and Management. BC Decker Inc.

Aage R. MØller, Berthold Langguth, Dirk De Ridder, Tobias Kleinjung. (2011). Textbook of Tinnitus. Springer.

Neil F. Bauman, Ph. D. (2005). When Your Ears Ring!: Cope With Your Tinnitus-Here's How. GuidePost Publications.

Bernhard Kellerhals, Regula Zogg. (1999). Tinnitus Rehabilitation by Retraining. Karger.

Paul Yanick, Jr., Ph. D. (1995). Natural Relief from Tinnitus. Keats Publishing, Inc.

James A. Henry, Tara L. Zaugg, Paula J. Myers, Caroline J. Kendall. (2010). How to Manage Your Tinnitus: A Step-by-Step Workbook. Plural Publishing, Inc.

James A. Henry, Tara L. Zaugg, Paula J. Myers, Caroline J. Kendall. (2010). Progressive Tinnitus Management: Clinical Handbook for Audiologists. Plural Publishing, Inc.

James A. Henry, Tara L. Zaugg, Paula J. Myers, Caroline J. Kendall. (2010). Progressive Tinnitus Management: Counseling Guide. Plural Publishing, Inc.

Neil G. Bauman. (2002). Ototoxic Drugs Exposed: The Shocking Truth About Prescription Drugs, Medications, Chemicals and Herbals That Can (and Do) Damage Our Ears. Integrity First Publications.

이현준. 『새롭게 눈뜨는 작곡의 세계 Studio One2 』. 혜지원. 2012.

장호준. 『음향시스템 핸드북 3.5 Edition』. BIC 미디어북스. 1993.

장인석. 『장인석의 음향입문』. SRMUSIC. 2012.

이원상, 이정구, 정경천, 박병림, 한규철 공저. 『임상평형의학』. 대한평형의학회. 2005.

이정학, 이경원 공저. 『보청기 평가』. 학지사. 2005.

윤승일. 『빙빙 윤승일 원장의 어지럼증 없는 세상』. 푸른솔. 2012.

261

평상시 어지럽지 않고 몸의 균형을 잡고
다닐 수 있는 것은 전정기관과 눈, 척추와 근육의
3가지가 모두 정상적으로 작동하기 때문입니다.

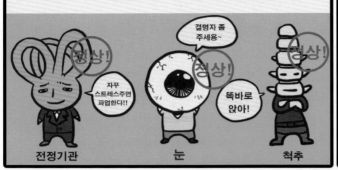

반대로 이 세 가지 중 어느 하나라도
균형이 깨지면 어지럽게 됩니다.

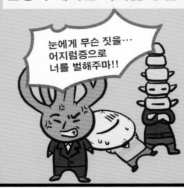

어지럼증은 스트레스가 누적되면
오는데, 특히 어릴 때 있었던
정신적 트라우마는
큰 영향을 미칩니다.

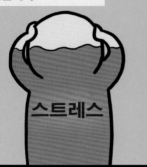

지속적인 스트레스는
우울증, 공포증, 공황장애,
두통, 이명, 부신기능 저하 등
많은 질병의 원인이 됩니다.

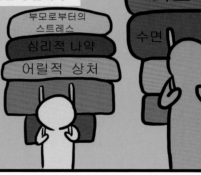

스트레스로 부신기능이 저하되면
전정기관의 기능까지 함께 저하됩니다.
이는 심리적, 감정적 문제를 일으키며,
자율신경조절을 어렵게 해 맥박과 호흡,
혈압을 불안정하게 만듭니다.

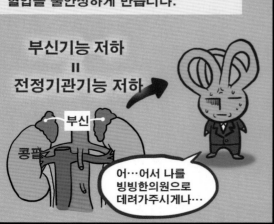

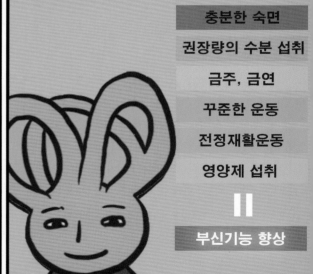

어 지 럼 · 이 명 전 문
빙빙한의원

메니에르?

스트레스, 불면증, 면역력 저하가 계속되면 달팽이관 속 내림프관의 압력이 높아지며 붓는 것이 메니에르병입니다.

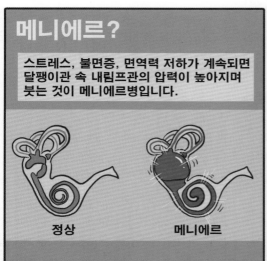

정상   메니에르

초기에는 한쪽 귀만 저음주파수 난청 증상을 보이다 발병시간이 지날수록 양쪽 귀 모두 저음뿐만 아니라 고음까지 난청이 시작되며 귀 안이 꽉찬 듯한 충만감, 이명, 어지럼증, 구토, 오심 등을 동반합니다.

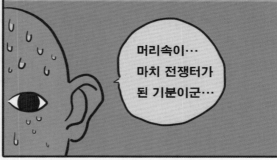

머리속이… 마치 전쟁터가 된 기분이군…

에드와르트 뭉크의 절규. 작가인 뭉크도 메니에르병에 시달렸다고 합니다. 내면의 고통을 표현한 작품이지만 사실 메니에르병의 고통을 표현한 것이 아닐까요?

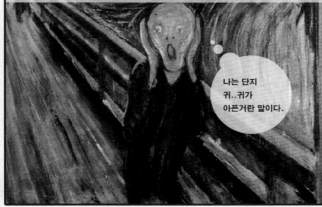

나는 단지 귀..귀가 아픈거란 말이다.

메니에르병은 방치하면 청력을 잃을 수도 있는 무서운 병입니다.

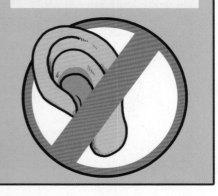

저염식과 항산화 음식, 영양제, 야채와 해조류 섭취를 권장하며 스트레스 해소와 충분한 숙면이 필요합니다.

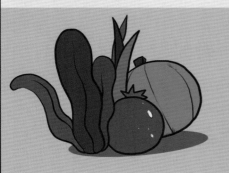

거기에 빙빙한의원에서 달팽이관의 압력을 경감시켜주는 메니엑기스와 BB사운드를 통한 소리치료를 병행하면 쉽게 치료됩니다.

메니에르 퇴치 3총사!

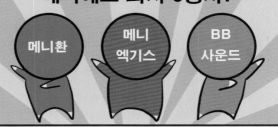

메니환   메니 엑기스   BB 사운드

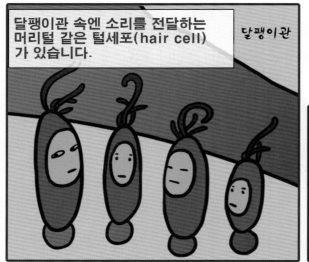

달팽이관 속엔 소리를 전달하는 머리털 같은 털세포(hair cell)가 있습니다.

달팽이관

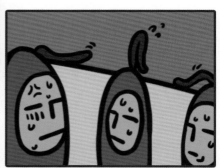

스트레스, 과로, 흡연, 소음, 면역력 감소 등 여러 이유로 달팽이관 털세포(hair cell)도 머리털 빠지듯이 빠지게 됩니다.

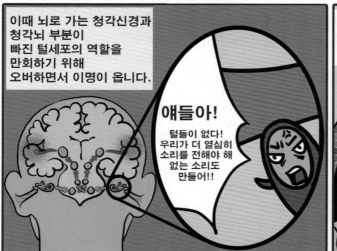

이때 뇌로 가는 청각신경과 청각뇌 부분이 빠진 털세포의 역할을 만회하기 위해 오버하면서 이명이 옵니다.

애들아!

털들이 없다! 우리가 더 열심히 소리를 전해야 해 없는 소리도 만들어!!

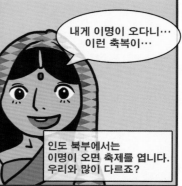

이명은 불안해 할수록 심해지기 때문에 편안한 마음가짐이 이명치료의 시작입니다.

내게 이명이 오다니… 이런 축복이…

인도 북부에서는 이명이 오면 축제를 엽니다. 우리와 많이 다르죠?

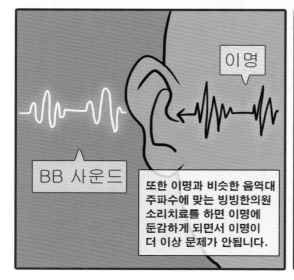

이명

BB 사운드

또한 이명과 비슷한 음역대 주파수에 맞는 빙빙한의원 소리치료를 하면 이명에 둔감하게 되면서 이명이 더 이상 문제가 안됩니다.

한의학적 진단과 치료

확실한 이명치료!

카이로프랙틱 신경교정

쟈스트레보프 박사의 이명재활치료(TRT)

어 지 럼 · 이 명 전 문

빙빙한의원